ごはんもお酒もOK!

ゆる糖質オフ

そうだったのか

食事術

糖質制限にザセツした人のための

「適《テキ》糖《トー》」作戦

医師、循環器専門医
日本糖質制限医療推進協会提携医
市川 壮一郎
ICHIKAWA, Soichiro

時事通信社

まえがき

新年度を迎えた4月の半ば、一人の男性が私のクリニックにやって来ました。スーツにネクタイを締めた典型的ビジネスマン。50歳を過ぎたばかり。身長は170センチ前後で、体重は本人の申告によれば「75キロくらい」ということですが、もう少しありそうです。仮にAさんとしましょう。

Aさんは「年のせいか最近、疲れが取れない」と訴えます。「とくに、昼食後はだるく眠くなってしまうので、ビタミン剤でも処方してくれないか」と言います。

私はすぐにピンときました。日本人の、とくに中年世代に圧倒的に多い、あのパターンです。

詳しく話を聞くと、毎年受けている会社の健康診断では、少し血圧が高いくらいで血糖値も含め大きな異常はないと言います。しかし、「異常はない」と思い込まされているだけで、かなりマズイことになっていると私には確信が持てました。

クリニックを訪れる前に近所の店で牛丼の昼食をとってきたというので、早速、血液検査を行うと、血糖値は190㎎／dLを超えていました。立派な糖尿病予備軍です。

Aさんの疲れがとれないのは年のせいじゃない。眠気から解放されるために必要なのはビタミン剤ではありません。血糖値の大幅な上昇と下降を繰り返している現実に気づき、一刻も早く手を打たねばなりません。


彼は、深刻な「糖質中毒」なのです。

＊　＊　＊

脳が糖質を欲しがってしまう「糖質中毒」。ニコチン中毒の人がたばこを手離せない、アルコール中毒の人がお酒に浸ってしまうのと同じです。

ご飯、パン、うどん、そば、ピザ、イモ類など**炭水化物≒糖質をたくさん食べない**

といられないのは、嗜好ではなくて中毒なんです。

糖質をたくさんとった後には血糖値が急上昇し、その後急降下します。このジェットコースターのような**血糖値乱高下で体はボロボロになり、動脈硬化や脳卒中を引き起こします。**

糖尿病にかかりやすくなり、認知症も誘発しやすくなります。

何よりも、糖質のとりすぎが続くと太ります。メカニズムとして備わっている食欲抑制システムが効かなくなり、ますます糖質中毒がひどくなるという悪循環に陥り、さらに太ります。

ただし、この危険な糖質中毒には、ほかの中毒とまったく違う点が二つあります。

一つは中毒について罪悪感を持っていない。それどころか**自分が中毒であることに気づいていないこと**です。ニコチン中毒の人は少なくとも、自覚しています。

もう一つは、**中毒脱出の際「完全に絶つ」必要がないこと**です。アルコール中毒がひどくなってお酒をやめるとき、「少しならいい」ということはありません。でも、糖質中毒脱出では少しはとってもいいのです。

多くの糖質制限挑戦者は「ご飯ゼロ！」「麺もやめる！」「パンは食べない！」といった悲壮な決意で「修行者」のようになって、結局は1週間ももたたないうちに挫折します。**糖の誘惑に真正面から立ち向かうと、敵はどんどん巨大になり押し寄せてきます。そして負けてしまいます。**それは正しい戦い方ではありません。モンスターのような敵は、適度にやりすごす技術が必要です。

理屈よりも実践が大切です。糖質制限で最大の問題点は「ご飯も麺もダメなら、いったい3食、何を食べたらいいの？」という問いへの現実的な答えがないことです。

私はこの本の中で、具体的に「何を食べたらいいか」をふんだんに書きました。**普通の社会人が、普通の生活の中で無理なくでき、かつ効果抜群の方法を書きました。身近なコンビニだって居酒屋だって、使いようによっては最強の味方になるのです。**

具体的に分かってもらうために、第3章「全部私が実証、食べていいものダメなもの」では、私自身が「人体実験」をしました。リブレという医療器材を上腕部にパッチで貼り、いろんな食品を食べて、血糖値の変化を調べました。そこには意外な結果もあります。これは毎日のメニューを考える際や、居酒屋で何をオーダーするかを決める際に大いに役立つと思います。

この本で、私は「ターゲット」を糖質に絞りました。いまだに多くの人が信奉する「カロリー」は問題にしていません。低カロリーにこだわっている人がたくさんいます。カロリー制限をして、いつもだるくて空腹でいるのは望ましくありません。

カロリーの高い脂質は、取りすぎたら便で出てしまいますが、糖質は100％吸収されます。**カロリーカットより糖質カットのほうが本質的な解決法なのです。**肉や魚はちゃんと食べて、お腹はいっぱいにすることが基本です。

血糖値は、血圧と違って、家や職場でいつも測ってチェックすることができません。せっかくこの本に書いてあることに挑戦しても、成果が見えないと持続しません。そこで、誰でも簡単に成果が分かる方法を二つ紹介しました。

私はもともと循環器の専門医です。糖質の問題にかかわり始めたのは、自分の体調の不良が原因でした。太る、昼間眠くなる……。実は私も、糖質中毒だったのです。糖質制限に挑んで、つらくて1週間で挫折しました。

けれども、試行錯誤の末に、中毒を脱却しました。論文を読みあさり、そしてブログでもこの問題について積極的に発信するようになりました。

私のクリニックには、遠方からもかつての私と同じような患者さんがたくさんいらっしゃいます。

この本に書いたようなことを指導すると、ほとんどの方は良くなります。

読者の皆さんも、今日から試してみてください。無理をせず、楽しみながら……。

糖質中毒にコントロールされてしまったあなたも、自分で自分をコントロールできるようになります。

ゆる糖質オフ そうだったのか 食事術

◆目次

第1章

あなたの体に起きている、とんでもないこと

第2章

たった これだけ! 確実にできる「糖質中毒」からの脱出法

第3章

全部私が実証、食べていいものダメなもの

第4章 そうだったのか！「ゆる糖質オフ」で、もう糖質中毒とは完全決別

編集協力　中村富美枝
イラスト　株式会社サンビジネス・倉田早由美（27、34、37、44、63、71、157頁）
カバー・本文デザイン・イラスト　株式会社イオック
企画協力　ＮＰＯ法人企画のたまご屋さん

第1章

あなたの体に起きている、とんでもないこと

食後の血糖値って意識してますか？

さて、「まえがき」で紹介したAさんの話は、知らぬ間にあなたの体をボロボロにしている紛れもないあなた自身のエピソードです。

少しお腹が出てきて、メタボを気にしている。それでも健康診断の空腹時血糖値は、とりあえず正常範囲内と言われる……。

あなたの年齢が、20代あるいは70代であろうと同様です。Aさんのように太めでなくとも、たとえ女性であっても、あなたはAさんと同じ状況に置かれています。

ただ、それに気づいていないだけなのです。

「しっかり食べて、よく眠っているはずなのに疲れが抜けない」
「だるくてやる気が起きない」
「昼食後しばらくすると眠くなってしまう」

こうした自覚があるなら、おそらく、**あなたの体の中で糖質（炭水化物）を摂取したことによる「血糖値の乱高下」が起きています。**そして、あなたはすっかり「ご飯中毒＝糖質中毒」を重症化させているのです。

もっとも、いきなり「糖質」だの、「血糖値」だのと言われてもピンとこないかもしれませんね。最初に基本的なことを確認しておきましょう。

血糖値は、血液中に糖分（ブドウ糖）がどのくらい存在するかを示す値（血液1dL当たりに何mgの糖分が含まれているかで表します）です。その糖分は主に食事によってもたらされます。

より専門的な話をすれば、食事以外にも肝臓の「糖新生」という働きによって血糖値が上がります。しかし、本書を読み進める上では、基本的に食べたものに含まれる糖質が血糖値を上げると考えてください。

ですから血糖値は、空腹時は低く、食事をすれば上がります。それでも健常者は80から140mg／dLくらいに収まっているとされています。あえて、「されている」と表現したのは、実はそうでないことが多いからです。

Aさんの事例にもあるように、普段の食事によって、気づかないうちに血糖値は異常域まで上昇し、あなたの体の中で困った事態を引き起こしています。

食後高血糖は「隠れ糖尿病」

いったい、何が引き起こされているのでしょう。

食事をして血糖値が上昇すると、それを察知して膵臓からインスリンというホルモンが分泌されます。**インスリンは、血糖値の上昇をほどほどで収めてくれる役割を果たします。**だから、インスリンが出ること自体はいいのです。

● 空腹時血糖の基準値と食後血糖の上限値

食後の経過時間	血糖値（mg/dL）
空腹時血糖値	70 ～ 109 （100 ～ 109 は正常高値）
食後血糖値 （食後どのタイミングでも）	～ 160

● 血糖値スパイク

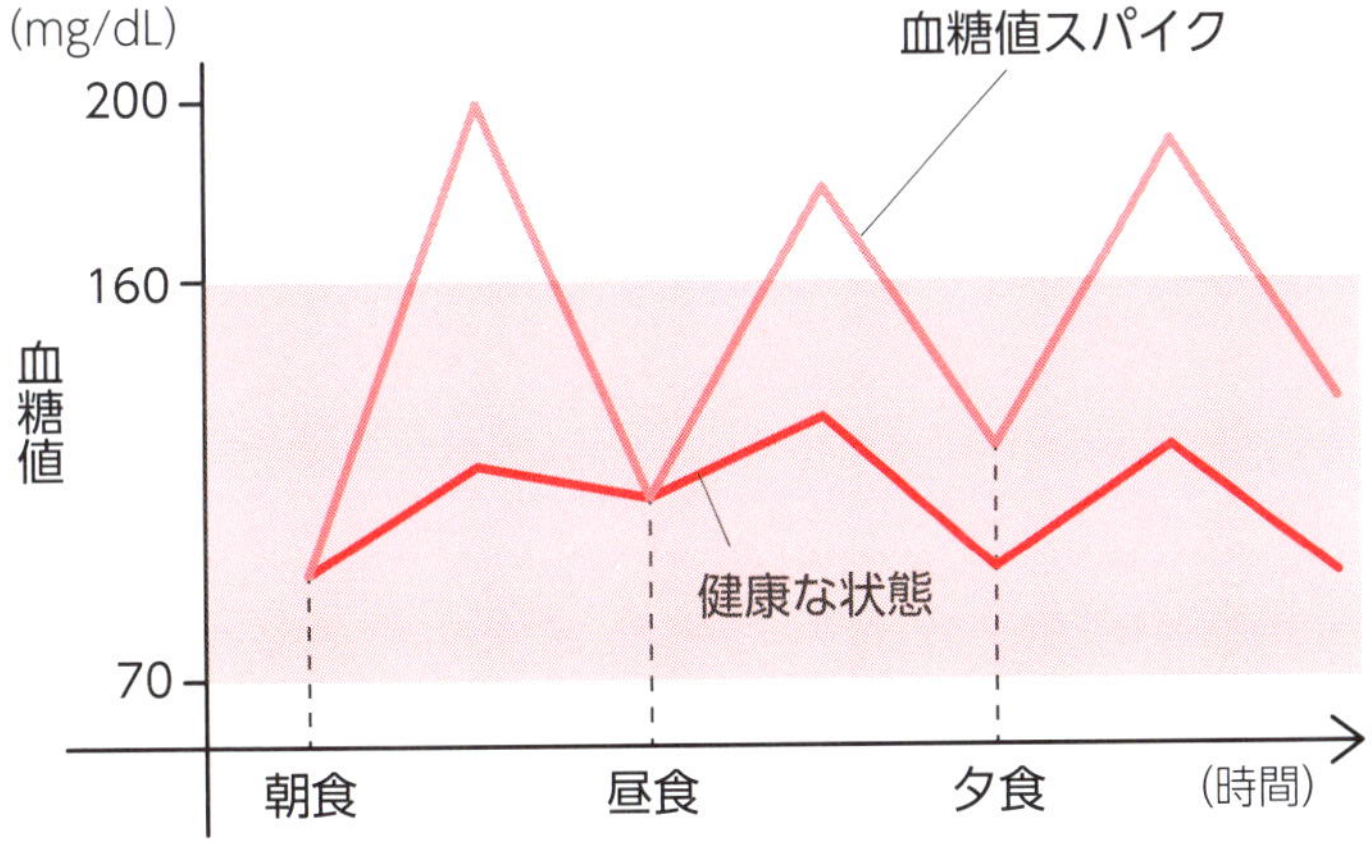

ただ、**血糖値が急上昇すれば、その分、インスリンも頑張って働かねばなりません。そして、働きすぎて、今度は血糖値を急降下させてしまいます（この急激に血糖値が変動する傾向を「血糖値スパイク」と呼んでいます）。**グワーと上がった血糖値がドスンと落ちるわけです。この「グワー、ドスン」が体にとって非常に悪いのです。

まず、あなたのパフォーマンスを落とす、あらゆる不調をつくりだします。

血糖値が高くなっても、よほどのことがないと自覚症状はなく、だるさやイライラを訴えるくらいです。でも、反動で70くらいまで下がると、疲労感、吐き気、震え、眠気など不快な症状が出てきます。

あなたが普段から感じている体の不調、疲れやすさ、眠気などの原因が、ここにある可能性が極めて高いのです。

しかも、それは「調子が悪い」で済む問題ではなく、気づかぬうちにあなたの体をボロボロにします。

血糖値の乱高下は動脈硬化を促進し、心筋梗塞や脳卒中などの血管性疾患を引き起します。

もちろん、糖尿病になる可能性も高まります。

さらに血糖値の上昇とインスリンの大量分泌は、肥満の原因そのものですし、認知症になるリスクを増大させます。

「糖質」も「血糖値」も誤解だらけ 大多数は何も分かっていない

血糖値が一定の基準を超えると「糖尿病」と診断されることは、あなたも知っているでしょう。でも、多くの人は「自分には関係ない」と思っています。なぜなら、健康診断で「異常なし」という評価をもらっているからです。

しかし、健康診断で異常を指摘されていない人でも、たびたびとんでもない高血糖状態になっています。医師である私ですら、食べ物次第では簡単に正常値を超えてしまいます。

どうして、そんなことになるのでしょう。それは、**私たちが普段から、極めて血糖値の上がりやすいものを常食しているからです。**

血糖値が上昇する原因は、ただ一つ「糖質の摂取」です。膵臓のインスリンをつくる細胞が壊されてしまう1型糖尿病の患者さんはタンパク質をとることでも若干、血糖値が上がりますが、通常は、脂質やタンパク質はいくらとっても血糖値は上がりません。

では、「糖質」とは何なのでしょうか。

糖質というと、甘い物を連想する人が多いのですが、ご飯やパン、うどん、そば、ピザ、イモ類など、私たちが普段から口にする**炭水化物はほぼ糖質です（食物繊維も含まれます）。** ご飯をずっとかんでいると、だんだん甘みを感じてくるでしょう。それは、ご飯が糖質である証拠です。

ご飯などに含まれるでんぷんは「多糖類」、砂糖は「二糖類」という分類になりますが、どちらも、食べると分解されてブドウ糖に変わります。そして、血糖値を押し上げます。

つまり、ご飯も砂糖も同類です。

この仕組みを知らずに、「俺は甘い物は食べないから大丈夫。しっかりご飯を食べて間食はしないから」なんて言っている人が一番、危ないのです。

なぜ、肥満も血糖値次第なのか そのカギはインスリンにある

先ほども触れたように、肥満の原因も血糖値の上昇にあります。

血糖値が上がると、インスリンが分泌されて上昇をほどほどに抑えるのでしたね。そのときに、インスリンの作用でブドウ糖は細胞にとり込まれ、グリコーゲンに変えられ体に保持されます。それでも余ったブドウ糖は、中性脂肪に変えられ体に貯蔵されます。

つまり、**ご飯などの炭水化物をたくさん食べることで血糖値が上がり、それを抑**

えようとするインスリンの働きで体に中性脂肪が増え、あなたは太ってしまうのです。

肥満は、見かけ上の問題には終わらず、あらゆる生活習慣病を引き起こします。

太った人が医者から「やせなさい」と言われるのは当然のこと。そういう状況にあなたを追い込むのは、脂肪の多い食事ではなく（脂肪は血糖値を上げません）、ひとえにご飯などの糖質です。

一方、私たちが活動するときに必要なエネルギーとして、まずはグリコーゲンが使われます。グリコーゲンが尽きると中性脂肪から切り離された脂肪酸やケトン体がエネルギーになります。だから、**あなたの体に蓄積した中性脂肪を燃やしたかったら（すなわち、やせたかったら）、まずはグリコーゲンを使い尽くして中性脂肪を燃やす方向に持っていかねばなりません。**

ここで、糖質の多い食事をしていたらどうなるでしょう。新たにグリコーゲンがつくり続けられるので、とても中性脂肪の出番はありません。それどころか、グリコーゲンの容量は満杯になって、どんどん中性脂肪が増えてしまいます。

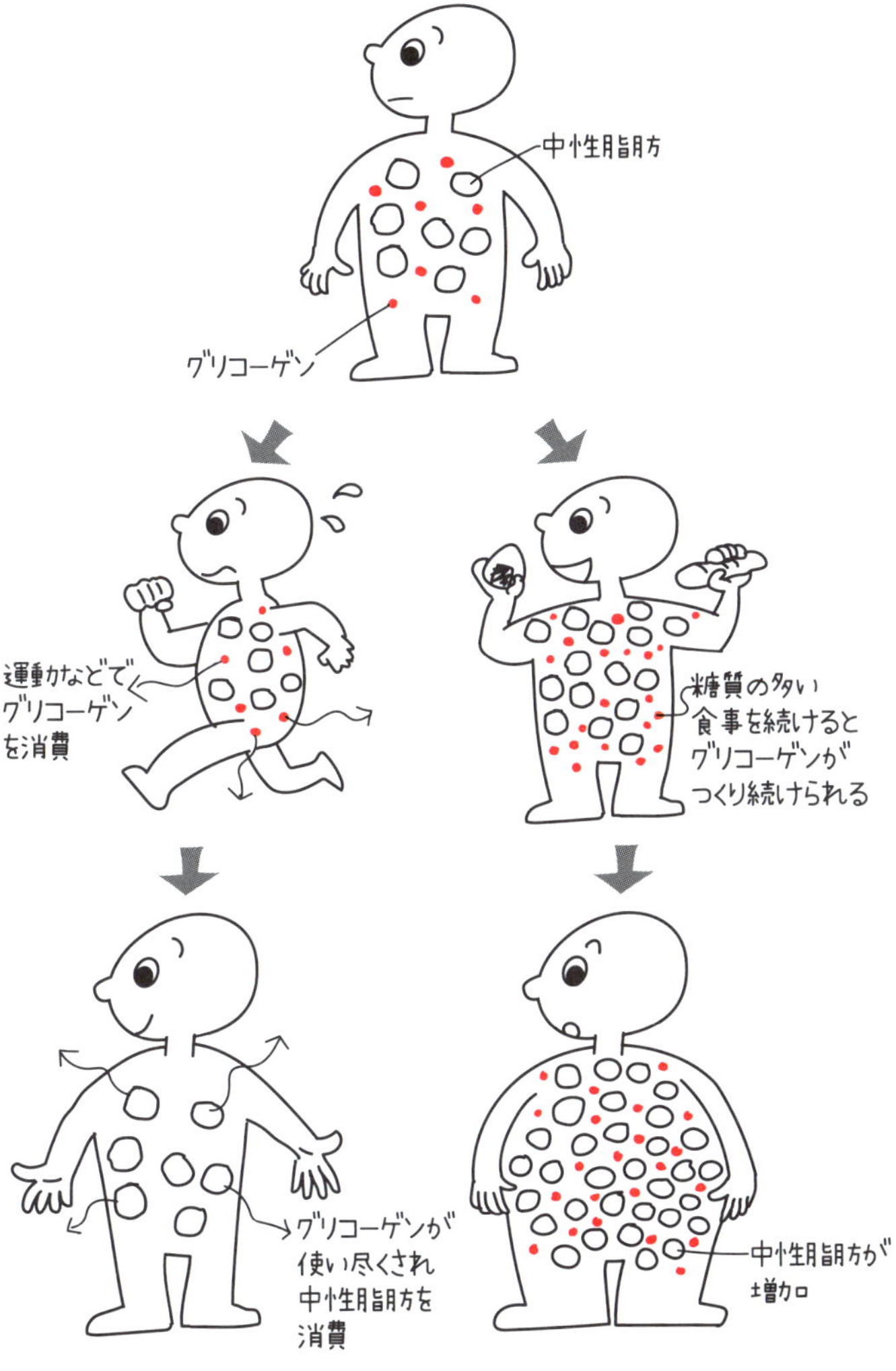

●中性脂肪は、グリコーゲンが使い尽くされないと消費しない

逆に、糖質の少ない食事に変えたらどうでしょう。グリコーゲンはあまりつくられないために、エネルギー源として体の中性脂肪を使うようになってやせていきます。

肥満や、肥満を原因とする生活習慣病と無縁でいたいなら、ご飯などの糖質は控えたほうがいいわけです。

血糖値を上げていると認知症を発症しやすくなる

血糖値を下げるためにインスリンを大量に分泌させていると、肥満ばかりか認知症も誘発しやすくなると考えられています。

どういうことか簡潔に説明しましょう。

認知症の患者さんの脳には、βアミロイドタンパクという物質が蓄積されていることが分かっています。この物質がたまることが認知症の原因と考えられているのです。

そして、この物質を分解する酵素は、インスリンを分解する酵素と一部ダブっています。

血糖値が上がってインスリンがどばどば出ていれば、その酵素はインスリンを分解するのに手一杯になります。結果的に、βアミロイドタンパクの分解がうまくいかずに蓄積してしまい、認知症を発症しやすくなると考えられているわけです。


では、「俺はやせ型だから、インスリンもあまり出ていないのだろう。ということは、認知症にも無縁だな」などと安心していいのでしょうか。

それはあまりにも短絡的です。

実は、**日本人は欧米人と比べ、もともとインスリンがたくさん出る体質ではないため、血糖値は上がっているのに太らないだけというケースが多いのです。**逆に、インスリンが出やすい欧米人は太りやすく、とくに、糖質の多いファストフードを多食しているアメリカ人の肥満ぶりは半端ではありませんね。


血糖値が上がっているのにインスリンがあまり出ない人の場合、余ったブドウ糖を中性脂肪に変える力が弱いので、確かに太りません。その代わり、血糖値を下げることが難しくなります。つまり、重篤な糖尿病になりやすいということです。

私のクリニックには、若い女性の患者さんも多くいます。彼女たちはたいていスマートです。あまりインスリンが出ないタイプなのだと思います。

甘い物をたくさん食べても太らないため、自分の食生活に問題があるなんて思わずに過ごしてきて、「何だか体調が悪い」と病院を訪れ、血糖値を測定して大ショックを受けるわけです。

重篤な糖尿病になると、最初はインスリンが出ていた患者さんも、それが枯渇して、まったく血糖値のコントロールができなくなります。だから、注射でインスリンを投与する必要が出てきます。

インスリン注射は、自分で打つ煩わしさがあるだけでなく、低血糖を引き起こしたりと、なかなか扱いが難しい薬です。

血糖値に無関心でいれば、やがてそういう道が待っているということです。

一番いけないこんな食べ方 糖質中毒の罠にはまった人

私のクリニックを訪れる患者さんには、そうとうひどい糖質中毒に陥っている人もいます。まさに、糖質中毒の罠にはまっているのです。

ある患者さんの、かつての食生活はこういうものでした。

朝

「飯がなければ始まらない」が口癖で、食欲があろうとなかろうと**白いご飯をしっかり食べる。**「ご飯こそが活力の元だ」と信じている。

10時から11時くらいの間に、会社で出張の土産などで配られた**お菓子を食べる。**何もなければコンビニに買いに行く。「お菓子は健康によくない」と分かっているけれど、食べずにいられない。

昼

「午後の仕事に備えてしっかり食べよう」と、**丼物などを食べる。**
15時から16時くらいの間に、やはり**お菓子を食べる。**

夜

お酒を飲みながらつまみを食べても、**締めのご飯はしっかり食べる。**その後、
本を読んだり勉強したりしたいのだが、眠くなって寝てしまう。

ここで注目してほしいのが、午前と午後の両方に「我慢ができずにお菓子を食べる」というところです。本人は「ご飯はいいけれど、お菓子はよくない」と思っています。それでも食べずにいられないのはどうしてなのでしょう。

これは「反応性低血糖」によるものです。

この人は、食事のたびにご飯をたくさん食べています。そのため、食後1時間くらいして血糖値がかなり上がっていると推測されます。

22ページでも触れましたが、大きく血糖値が上がると、それを下げるために、大慌てでインスリンがたくさん分泌されます。すると、今度は血糖値が下がりすぎてしまいます。これを反応性低血糖といいます。

反応性低血糖は食後2〜3時間で起きます。低血糖になると、だるさや吐き気、眠気など不快な症状が現れ、体は「この不快さを解消するために糖質をとろう」とします。それが「お菓子を食べずにいられない」につながっているわけです。しかも、糖質は体の中に入ると、脳の報酬系と呼ばれる回路を活性化し快楽を感じさせ、脳に「またそれが欲しい」と思わせます。その結果、糖質がまた欲しくなり中毒が強化されていくのです。

こうして、**糖質中毒の無限ループにはまります。** 私が見る限り、普通に働いているビジネスパーソンに、こうした人はとても多いのです。

中毒に陥ると体のサインが聞こえない

そもそも、血糖値が上がるのは、「もうこれ以上、糖質はとらなくていいよ」という体からのサインです。本来、血糖値が上がれば満腹中枢が刺激されて、そこで満足するはずなのです。私たちの体には、こうした素晴らしいメカニズムが備わっています。

　ところが、中毒になっていると、そうしたサインすら聞こえません。体のメカニズムさえ無視した行動をとるようになるのです。


　もう少し詳しく説明しましょう。

　本来、私たちには、脂肪細胞から「レプチン」という食欲を抑え、肥満を防いでくれるホルモンが分泌されています。しかし、太ると脳の摂食中枢の「レプチン受容体」に、ＰＴＰＲＪという物質が強く働きかけるようになります。この状態を「レプチン抵抗性」と呼

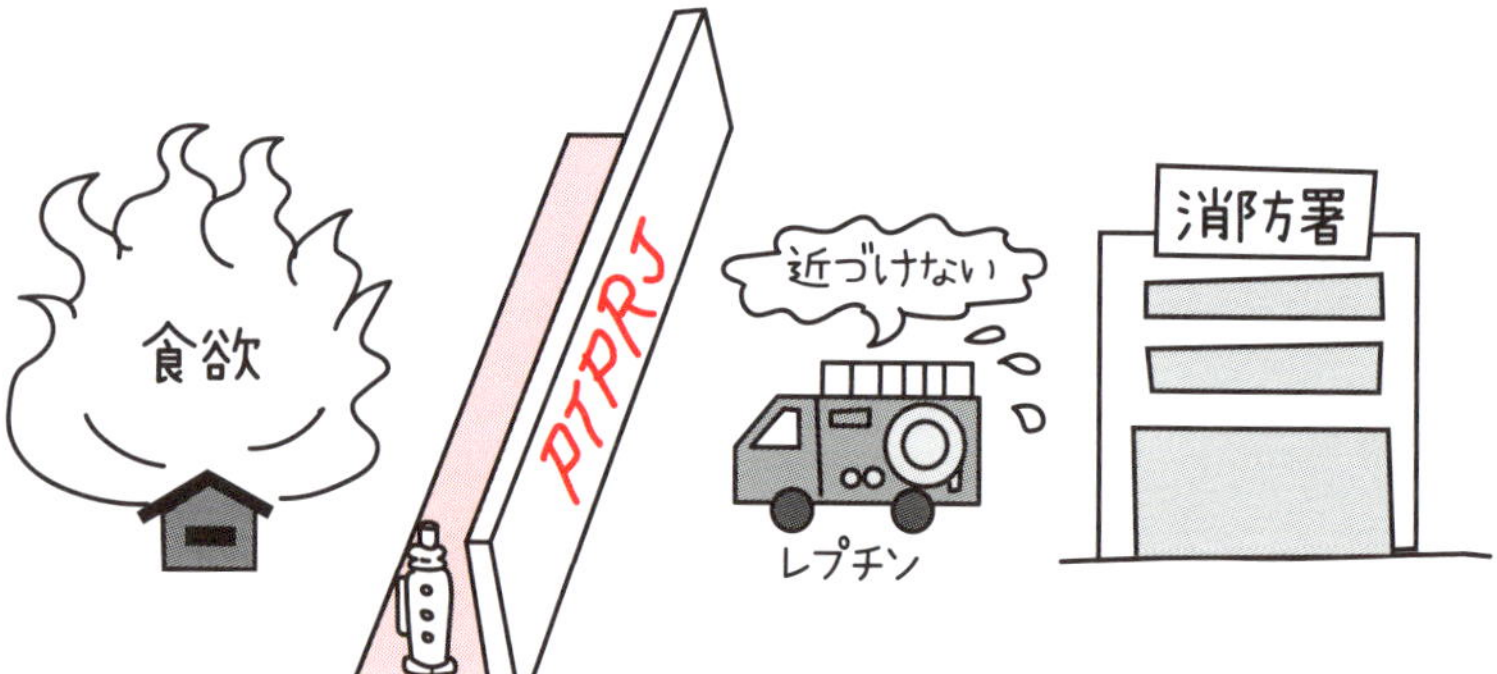

●糖質を過剰摂取すると食欲抑制システムが働かない

びます。

レプチン受容体は、その名が示すようにレプチンを受け入れるために存在します。ところが、PTPRJのせいで、レプチンがうまく受容体にくっつけず作用しなくなるのです。たとえて言うなら、〝食欲〟という〝火事〟を消すための消防車が、邪魔者がいるために出動できなくなるわけです。

つまり、**糖質過剰摂取の生活をしていると、そのこと自体で太るだけでなく、メカニズムとして備わっている食欲抑制システムも働かなくなり、ますます糖質を食べ続けて太り、糖質中毒を悪化させるという負のスパイラルに陥ってしまうのです。**

中毒に気づかずにいればこんな地獄が待っています

あなたが今の自分に関して、どのくらい真剣に糖質中毒からの脱出を試みるべきか、判断するための材料を挙げてみましょう。今すぐチェック☑してみてください。

- □ご飯や麺類などの炭水化物が好き
- □お腹も空いていないのについ間食をしてしまう
- □缶コーヒーやジュースなど、清涼飲料水をよく飲む
- □睡眠時間は確保しているのに日中に眠気に襲われる
- □午後はとくにだるく、集中力がなくなる
- □空腹でもないのにイライラする
- □太っている、健康診断でメタボ予備軍と言われた
- □両親のどちらかが糖尿病

このうち、一つでも当てはまるなら、すぐに行動に移してください。さもなければ、あなたの中毒はどんどん進行します。

もう一度、まとめておきましょう。

今のまま糖質中毒を見すごしていると、あなたの体に次のようなことが起きます。

①血糖値の乱高下による体調不良や眠気は、ますますひどくなります。

②気づかぬうちに動脈硬化が進行し、血管がボロボロになります。

③インスリンの働きによって太ります。

④βアミロイドタンパクが蓄積し、認知症になるリスクが高まります。

⑤重篤な糖尿病が待っています。

⑥糖尿病になれば、腎症や網膜症などの合併症が怖いだけでなく、がんにもかかりやすいことがデータで分かっています。

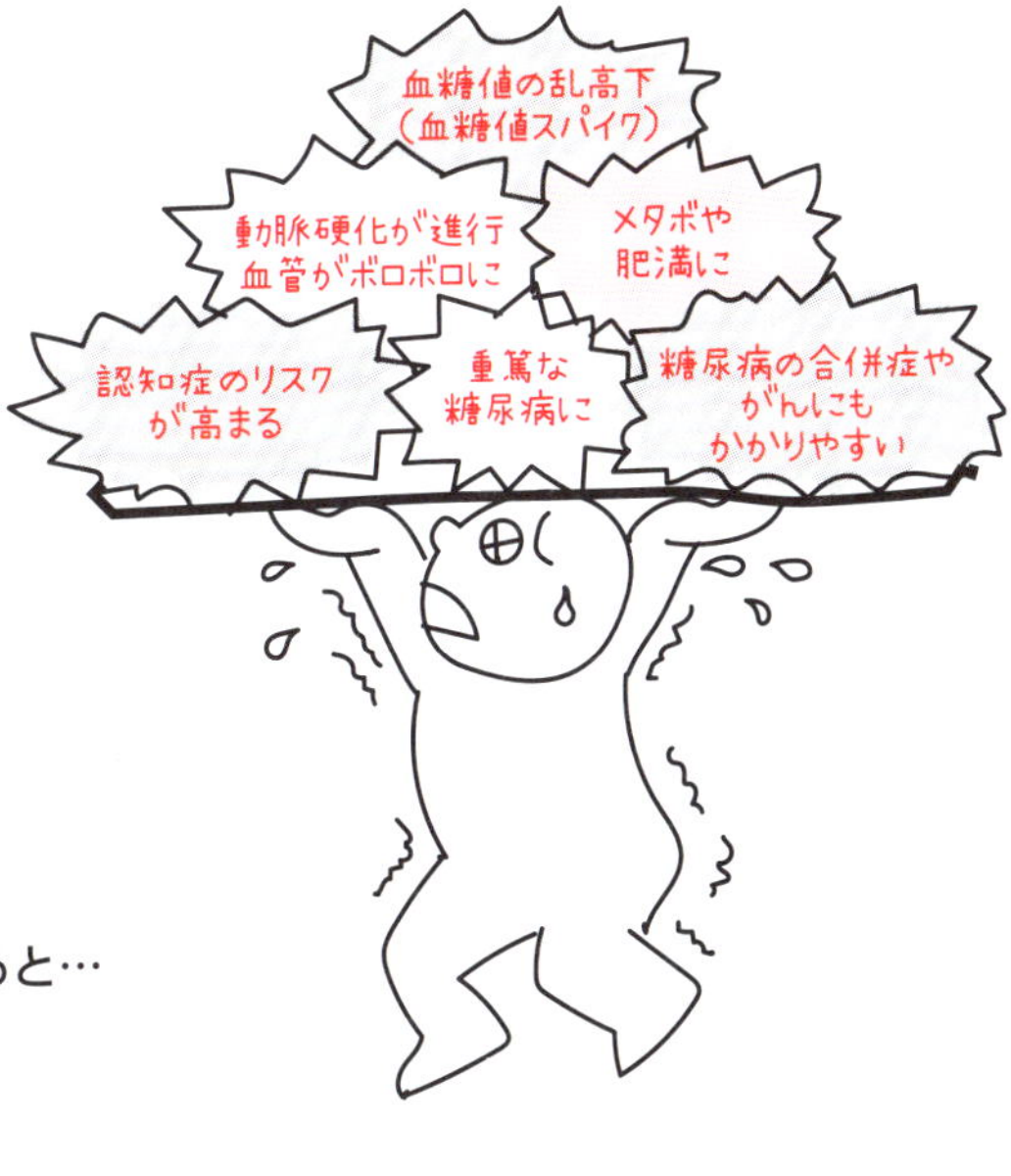

●糖質中毒を見過ごしていると…

あなたが悪いのではありません
あなたは中毒のレールに乗せられていたのです

こんな地獄が待っているにもかかわらず、あなたがこれまで何の対策も打てずにいたとしても、それは仕方がないことです。あなたはずっと、そのように仕組まれた環境のもとで暮らしてきただけ。一つの落ち度もありません。

現代社会で普通に暮らしていれば、いつの間にか**「炭水化物のとりすぎ↓肥満↓大病」**というレールに乗せられてしまうのです。

レール1 「お上」の誘導

厚生労働省は1日に必要なエネルギー量の50〜65%を糖質（炭水化物）からとることを推奨しています。それに従うなら、一般的なビジネスマンは1日270gくらいの糖質をとることになります。3食で割れば1食約90gです。医師の私から見て、絶対にとりすぎです。

ところが、驚くことに厚生労働省は、それを推奨しておきながら、科学的根拠はまったく示していません。

加えて、厚生労働省はコマにたとえた「食事バランスガイド」というものを作成して、健康を維持するために「何をどのくらい食べればいいか」を私たちに示しています。

これを見ると、「主食」と呼ばれるご飯などの炭水化物をしっかりととるように推奨されているのが分かります。しかし、この図には問題があります。それはこの図の通りに主

●食事バランスガイド

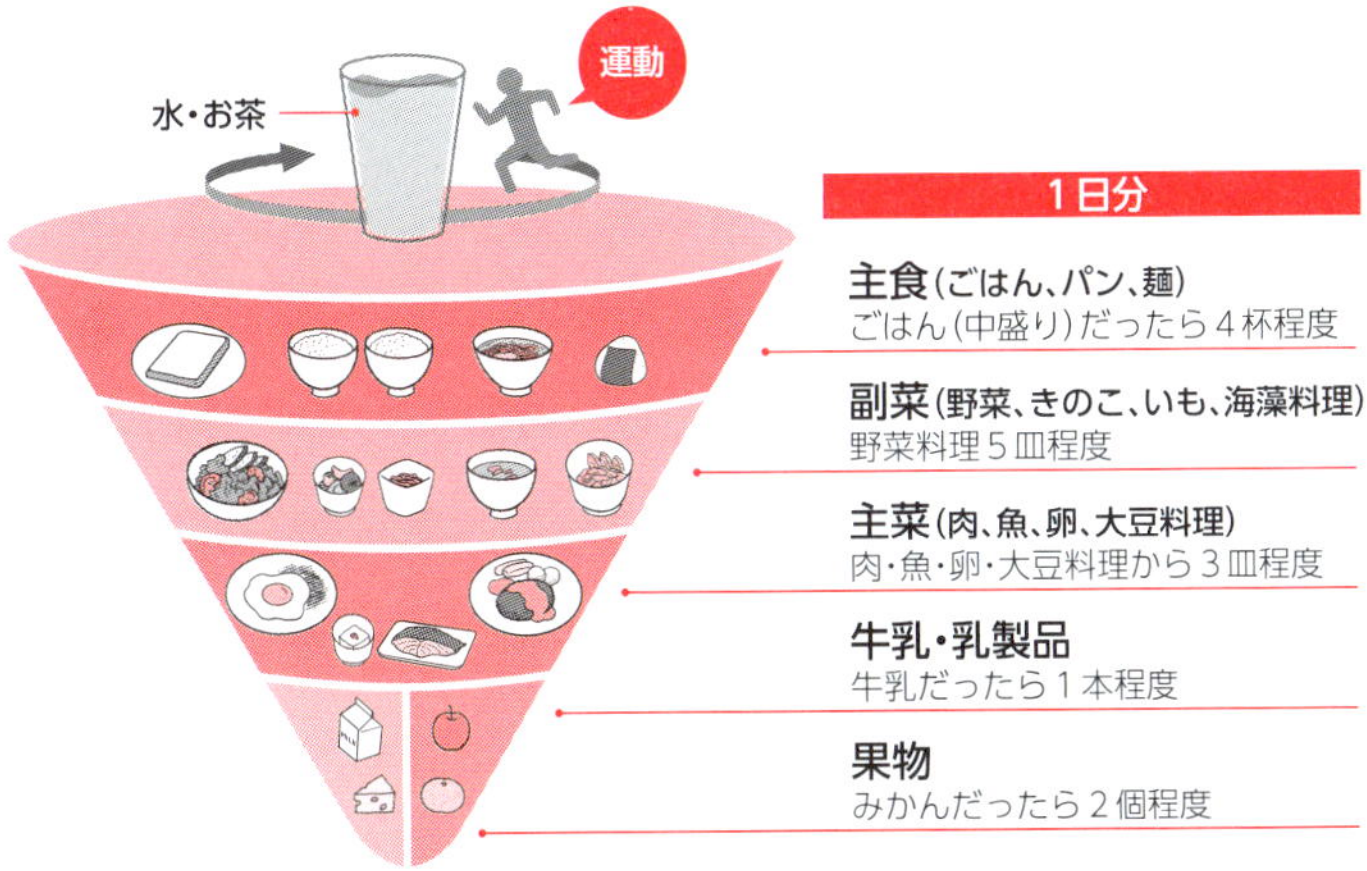

＊厚生労働省・農林水産省「食事バランスガイド」を改変

食をとると、炭水化物を1日200～300gも摂取することになるのです。少なくとも、炭水化物をこんなにたくさんとったら、あなたの「健康」というコマはちゃんと回りません。

そもそも、「主食」という言葉自体あやふやです。でも、子どもの頃から聞かされていることもあって、みんな**「炭水化物を主に食べるべきなんだ」と思い込んでいる**わけです。

ここで、ちょっと冷静に考えてみましょう。

日本人が米を食べるようになったのはたかだか数千年前。欧米人が小麦粉を食べ始めたのは約1万年前で、長い人類の歴史において炭水化物は「主食」ではありませんでした。

本当は私たちの体は、今ほど多量の炭水化物を食べるようにできていません。

それなのに、なぜ米は「主食」と呼ばれるようになったのか。誰かがその位置づけをしたからです。日本に限らず、世界中で炭水化物を主食としているのは、それが国民に広く安定して食料を行き渡らせる一番いい方法だからです。

実は、先に紹介した「食事バランスガイド」という表は、厚生労働省だけでなく農林水産省も作成に携わっています。このことを見ただけでも、お上がいかに日本の米を守ろうとしているかが分かるでしょう。

レール2　白米への憧れ

今、働き盛りを迎えているビジネスパーソンの両親や祖父母は、ことさら「白いご飯」をありがたがる世代です。

とくに、貧しい時代の日本で暮らしてきた経験を持つ祖父母世代にとって、「白いご飯をお腹いっぱい食べること」は最高の贅沢でした。だから、その子どもや孫たちにも、よかれと思って「もっとご飯を食べろ」とすすめます。

あなたは**幼い頃から「ご飯を食べるのはいいことだ」と刷り込まれている**だけでなく、実際にせっせと食べてきたことで中毒になっているのです。

本当に貧しかった時代には、「白いご飯をお腹いっぱい食べること」はあくまで夢であり、実現したとしても、祝い事などごく特別な日に限られました。

ところが、いくらでも食べられる時代になっても同じ感覚でいるために、ほとんどの日本人は、明らかにご飯の食べすぎに陥っているわけです。

レール3　赤ちゃんの頃からの習慣

日本人の赤ちゃんが最初に食べる離乳食は「おかゆ」です。

子育て経験者なら分かると思いますが、赤ちゃんにおかゆを食べさせようとすると最初は嫌がります。その理由として**「もともと米を食べるように人間のＤＮＡはできていないからだ」という考え方**があります。

つわりに苦しむ妊婦さんが、ご飯が炊き上がる匂いを嫌がるのも、実はそうした生命の根源的要素からくるのではないかとも言われています。

ところが、だんだんと慣れていくにしたがって、赤ちゃんは積極的におかゆを食べるようになります。それを見て親は喜ぶわけですが、赤ちゃんを糖質中毒の入口に立たせてしまったとも言えます。

愛煙者に聞くと、たばこも最初の一服から「おいしい」と思ったわけではないようです。何度かむせて、それでも繰り返し吸っているうちに中毒になってしまうのです。

レール4　カロリーのウソ

健康的な食事について論じるときに、必ず持ち出されるのが「カロリー」です。カロリーとはエネルギー量を表す単位で、正確にはキロカロリーと表示します。

残念なことに、「高カロリーの食事＝健康を脅かす悪者」という間違った認識が浸透しています。日本糖尿病学会では、糖尿病の方に対する食事療法の中で、食事についてカロリーを制限した上で、そのエネルギー比率は、炭水化物を摂取エネルギーの50～60％からとり、たんぱく質は20％以下を目安とし、残りを脂質とするとしています。

一般人の関心もカロリーに向いていて、何かにつけて「低カロリー」「カロリーゼロ」の食品がもてはやされています。ファミリーレストランのメニューにもカロリーが表示されていて、それを参考に注文を決める人もたくさんいます。

例えば、脂身たっぷりの豚肉をソテーした料理は600キロカロリー、付け合わせのロールパンは1個100キロカロリーだったらどうでしょう。

「カロリーが高い食事が血糖値を上げるし、肥満を呼ぶ」という昔ながらの発想をする人ならば、豚肉の脂身を残してパンをお代わりする道を選ぶでしょう。そして、みすみす血糖値を上げ、糖質中毒を悪化させてしまうのです。

さらに、もう一つとても重要なポイントがあります。それは、**脂質はとりすぎたら便に出てしまう一方で、糖質は100%吸収される**ということです。

だから、単純に食べ物のカロリーを、活動によって消費されるカロリーに置き換えるこ

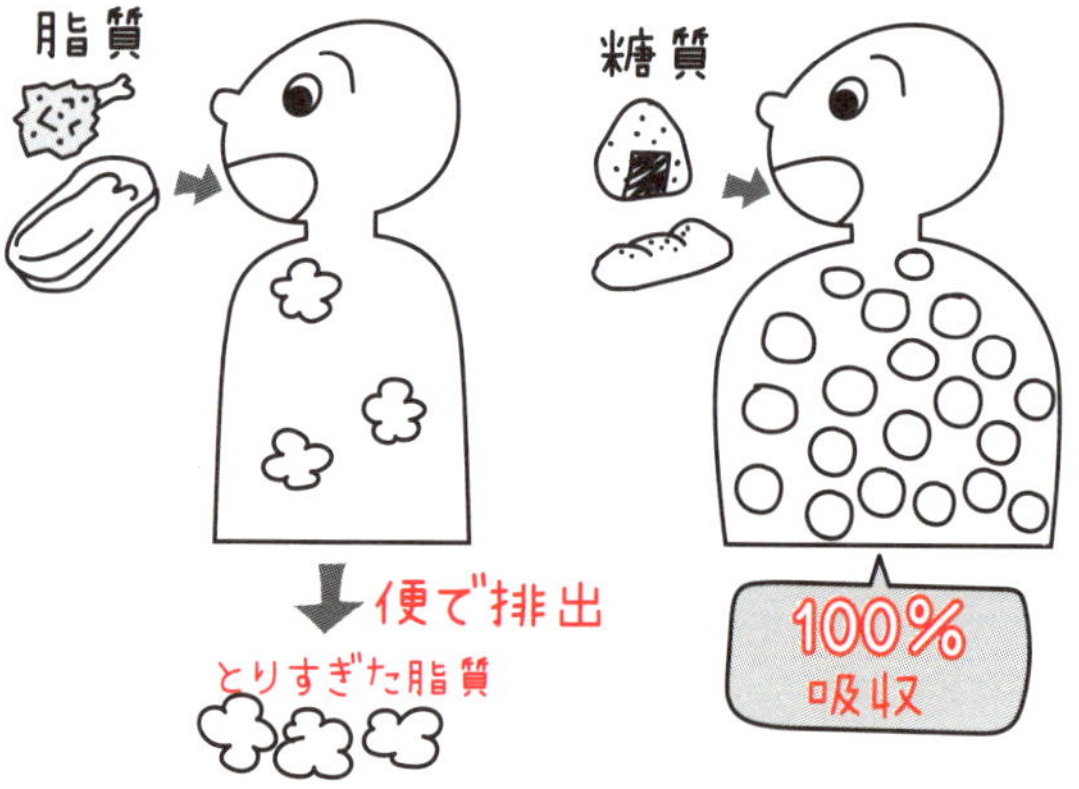

●太るのは脂肪ではなく糖質のとりすぎ

とはできません。豚肉の脂身のカロリーが、そのまま体に残るわけではないのです。

加えて、私たちの体は、そう簡単にはエネルギー不足で死なないようにできています。これまで2000キロカロリーをとっていた人が1500キロカロリーに落とせば、1500キロカロリーで事足りる体になります。しかし、それではパワーも落ちるし、お腹もすきっぱなしで長続きしません。また、「なるべくエネルギーを燃やさないように」と調整されることで冷え性にもなりますし、その人が、再び2000キロカロリーをとれば見事にリバウンドします。

だから、**「カロリーを低く抑えよう」という意識は捨ててしまったほうがいいのです。**

レール5 産業界の思惑

最近になって、果物の消化吸収のメカニズムについて新しい知見がもたらされました。

これまで果物の果糖は、ほとんどが肝臓に送られて中性脂肪になると考えられていたのが、どうやら腸でかなり分解されてしまうようなのです。ただ、それがどの程度の割合なのかといったことまでが分かったわけではなく、人の体ではっきりと実験証明されたわけでもありません。

果物にはビタミンやミネラルも豊富ですが、「だから健康的」とばかりたくさんとってはいけません。たくさん食べれば確実に太ります。しかし、果物の健康的イメージは根強く、多くの人たちは「果糖」という言葉についても誤解しています。

「果糖ブドウ糖液糖」という甘味料が、あちこちで使われています。「果糖」と書かれると、「なんだか健康によさそう」と

● 成分表示表

清涼飲料水Aの表示

名称	原材料名
原材料名	糖類（果糖ブドウ糖液糖、砂糖）/炭酸、カラメル色素、酸味料、香料、カフェイン
内容量	…
賞味期限	…
保存方法	…

清涼飲料水Bの表示

名称	原材料名
原材料名	ブドウ糖果糖液糖、梅果汁、梅エキス、白糖、酸味料、保存料（安息香酸 Na）
内容量	…
賞味期限	…
保存方法	…

考える人もいるようですが、これはとらないほうがいい成分の代表格です。

試しに、コンビニやスーパーの棚に並ぶ清涼飲料水の成分表示を見てください。甘みがあるものなら必ずといっていいほど入っているはずです。

そのほか、調味料のソースなどにも広く使われています。

これは主にトウモロコシを原料につくられた甘味料で、体に悪い糖質たっぷりなのです。

ちなみに、「ブドウ糖果糖液糖」というのもありますが、これは「果糖とブドウ糖のどちらが多く入っているか」の違いです。多いほうを先に表示する義務があり、たいていは「果糖ブドウ糖液糖」です。

それにしても、なぜ、こんな甘味料がつくられたのでしょう。

日本では1960年代から70年代にかけて、余剰気味になったサツマイモの使い道として果糖ブドウ糖液をつくる技術が確立されました。つまり、ここにも農業を守らねばならない事情があったのです。

今は、もっぱらアメリカなどから輸入されるトウモロコシを使っています。

そのアメリカでも、果糖ブドウ糖液糖は余剰トウモロコシの使い道としてなくてはならないもので、じゃんじゃんつくられ、じゃんじゃん消費されています。コーラは、その典型例です。

トウモロコシ農家だけでなく、食品業界にとっても利点があります。工業的につくることができる果糖ブドウ糖液糖は、砂糖より安価に手に入り、また保存もしやすく扱いが楽なのです。

一方で、**私たち消費者には何の利点もありません。**

そうしたものが、私たちの身の周りにあふれているのです。

レール6　おかしな健康診断

あなたが受けている会社あるいは自治体の健康診断では、「朝ご飯は食べないで来てください」と言われ、空腹時血糖値を測定しているはずです。そして、110未満であれば、空腹時血糖値に関しては「異常なし」とされます。

医師としてここで明確に述べておきますが、この検査はあなたにとってほとんど意味がありません。意味があるとしたら、空腹時血糖値すら基準を超えるような糖尿病になっていることに気づくくらいのもの。**大事なのは食後血糖値です。**

繰り返しますが、炭水化物を食べたことでグワーと血糖値が上がり、その上がりすぎた血糖値を下げようとインスリンが出て、今度は急降下することで、あなたの体にさまざまな問題を引き起こします。

だから、食後の血糖値がどうなっているかを把握することこそ必要なのですが、従来の健康診断ではそれは不可能です。むしろ、空腹時血糖値が「異常なし」だということで油断してしまう分、害さえあると私は思っています。

実際に、Aさんもそうでした。彼は自分

●空腹時血糖値は異常なそうだが…

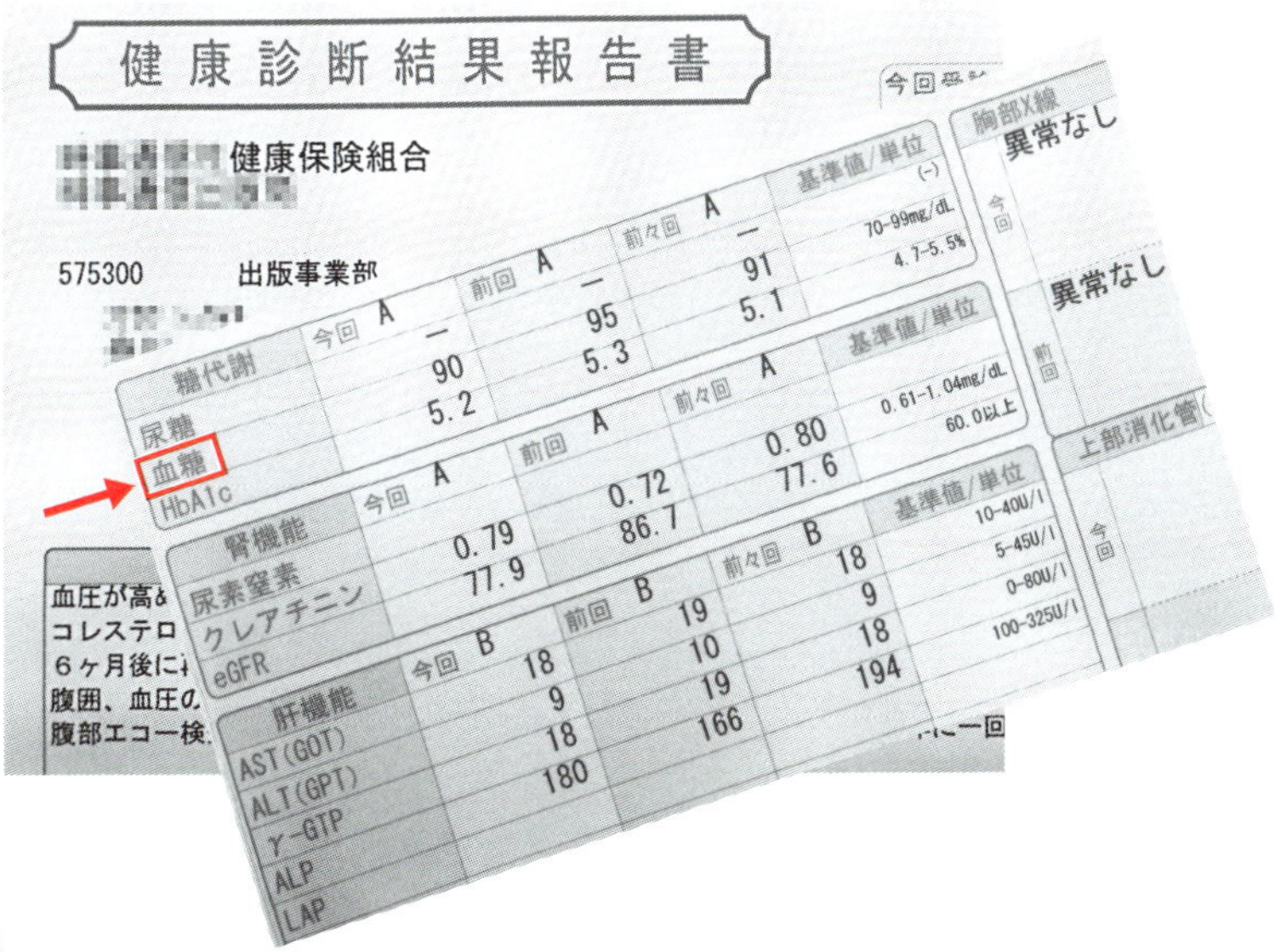

健康診断結果報告書

健康保険組合

575300 出版事業部

糖代謝	今回 A	前回 A	前々回 A	基準値/単位
尿糖	—	—	—	(−)
血糖	90	95	91	70-99mg/dL
HbA1c	5.2	5.3	5.1	4.7-5.5%

腎機能	今回 A	前回 A	前々回 A	基準値/単位
尿素窒素				
クレアチニン	0.79	0.72	0.80	0.61-1.04mg/dL
eGFR	77.9	86.7	77.6	60.0以上

肝機能	今回 B	前回 B	前々回 B	基準値/単位
AST(GOT)	18	19	18	10-40U/l
ALT(GPT)	9	10	9	5-45U/l
γ-GTP	18	19	18	0-80U/l
ALP	180	166	194	100-325U/l
LAP				

胸部X線 今回 異常なし 前回 異常なし

上部消化管

血圧が高め
コレステロ
6ヶ月後に
腹囲、血圧の
腹部エコー検

の体の中で血糖値の乱高下が起きているなんて思ってもいなかったのです。
あなたも、同様の状況に置かれていると考えていいでしょう。

知らずにどれだけ糖質過剰に陥っているか あなたの食事をチェックしてください

このように、新たなレールが次々に現れては、ほとんどの日本人を糖質中毒へと牽引してきました。スポーツ選手など活動量が多ければ消費エネルギーも増えますから、それに応じて糖質の摂取量を増やしていっても構いません。

しかし、本来、**糖質は私たちにとって生きていくための必須の栄養素とはされていません。**ですから、血糖値を上げすぎるほど糖質を摂取している現代人は、明らかに糖質過剰（一般的に理想は1日当たり130g以下ですが、日本人の糖質摂取量は1日当たり270〜300gと言われています）。今こそ、自分が摂取しても体に害が及ばない適切な糖質量を知る必要があるのです。

体力を必要とする第1次産業に携わる人が多かったかつての日本では、ご飯中心の食生活でも「糖質とりすぎ」にならずに済んでいました。でも、Aさんのようなビジネスパーソンが同じようにしていたら、あっという間に中毒になってしまうのです。

多くの日本人がどれほど過剰な糖質を摂取しているかを知ってもらうために、Aさんが語ってくれた、ある典型的な1日の食事内容をチェックしてみましょう（糖質含有量については、「日本食品標準成分表2015年版」等をもとに、おおよその量を編集部で作成）。

【Aさん・50代男性会社員】

朝食

（6時半頃）身支度をしながら妻がつくってくれたおにぎりを2個とみそ汁、りんご2片を大急ぎで食べる。

昼食

（12時半頃）同僚と会社の近くのそば屋へ。たぬきそばに炊き込みご飯がついた、お得なランチセットを注文。

＊（16時頃）来客の手土産であるクッキーが配られる。小腹が空いていたのでイン

スタントコーヒーとともに3枚ペロリ。

夕食

（20時頃）家で夕食。缶ビール2本を飲みながら、中華風の肉と野菜の炒めもの、冷や奴、オムレツなど妻の手づくり料理。締めに、大好きな明太子でご飯を1杯半。

Aさんの食事内容は、日本の中年男性としてよくあるパターンです。おそらく、あなたも似たようなものではないでしょうか。

では、この食事に含まれる糖質についてイラスト化したので見てください。本来であるなら1日270gでも十分すぎるはずの糖質を、Aさんは363gもとっています。厚生

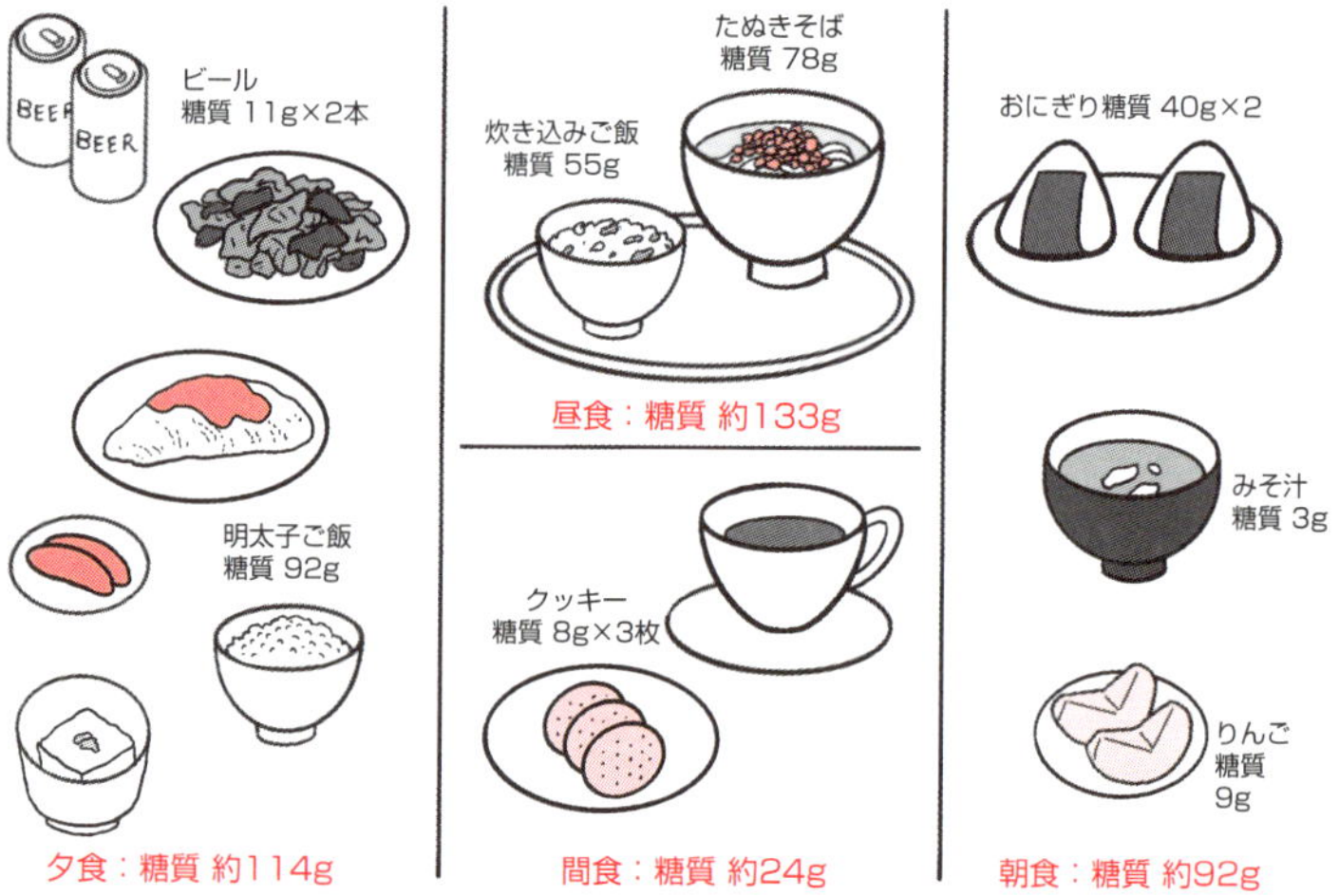

Aさんの糖質摂取量：1日約363g

労働省からは褒められるかもしれませんが、私は断固「NO」と言います。

ついでに、年代や性別が異なる人のパターンも挙げておきましょう。いずれも、私の患者さんの事例です。

これを見たら、あなたも、とても他人事ではないということが分かるでしょう。

【Bさん・30代男性会社員・一人暮らし】

朝食　前の日にコンビニで買っておいたサンドイッチとオレンジジュース。会社に到着後、自動販売機で買った微糖（全然微糖じゃない）缶コーヒー

昼食　社員食堂で本日の定食（豚の生姜焼き、丼ご飯、みそ汁、ミニサラダ）

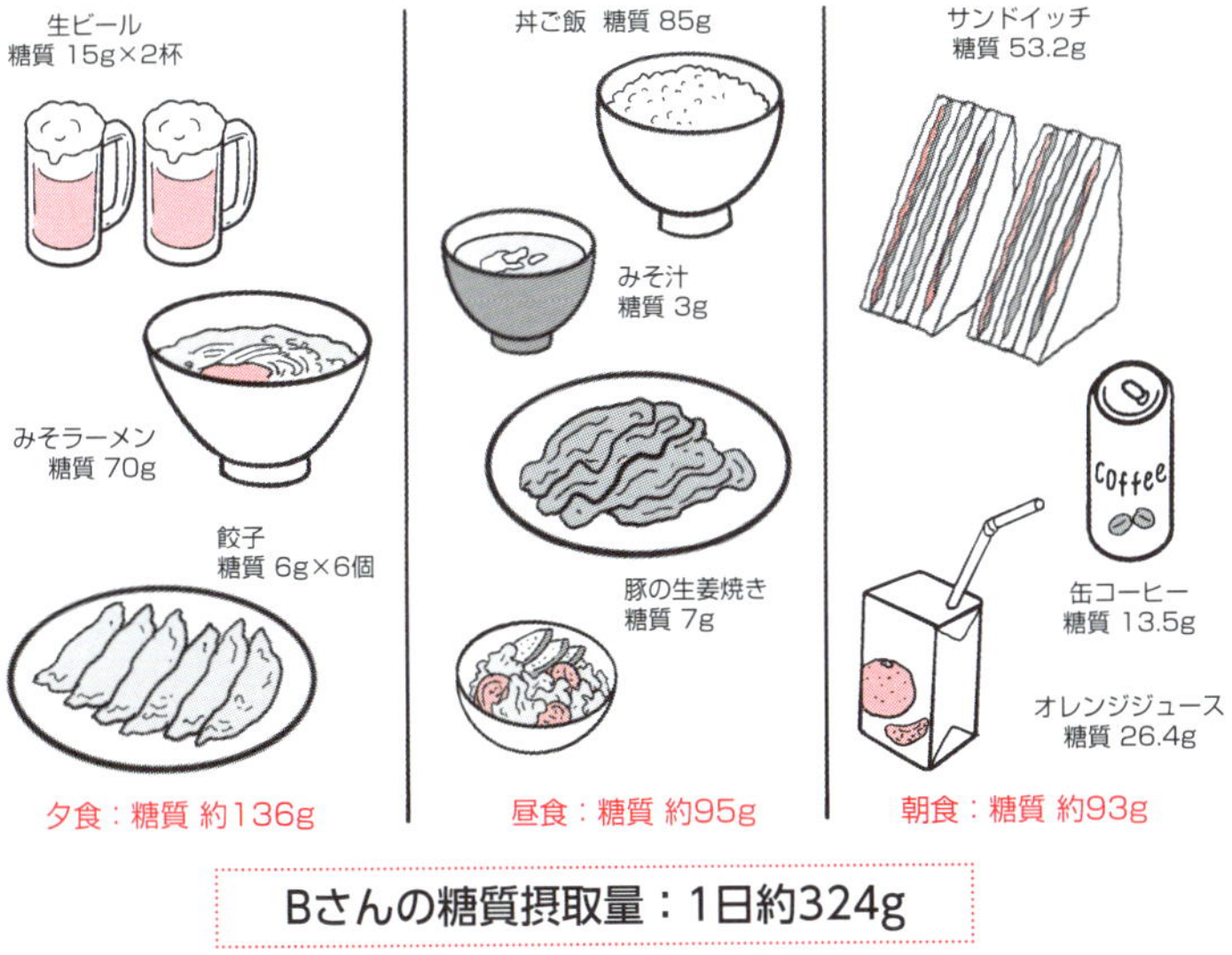

夕食　残業後の会社帰り、ラーメン屋に寄り、生ビール2杯、餃子とみそラーメンのセット

【Cさん・20代女性会社員・実家暮らし】

朝食　食欲も時間もないのでバナナを1本
＊（10時頃）いつもバッグに入れてあるチョコレートを3粒

昼食　行きつけの店でパスタランチ（ボンゴレとサラダのセット）

夕食　大学時代の友人とおしゃれなカフェでインスタ映えするロコモコ丼
お風呂から出た後、冷蔵庫で冷やしたペットボトルのアイスティー（加糖）とショートケーキ

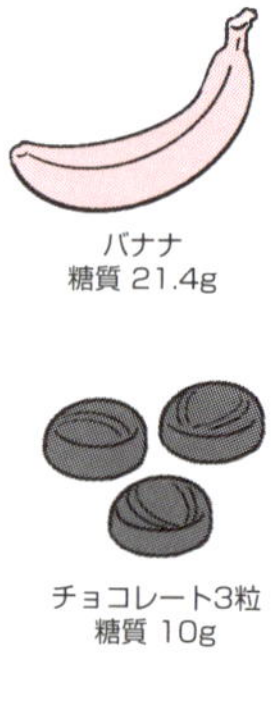
バナナ
糖質 21.4g
チョコレート3粒
糖質 10g

朝食：糖質 約31.4g

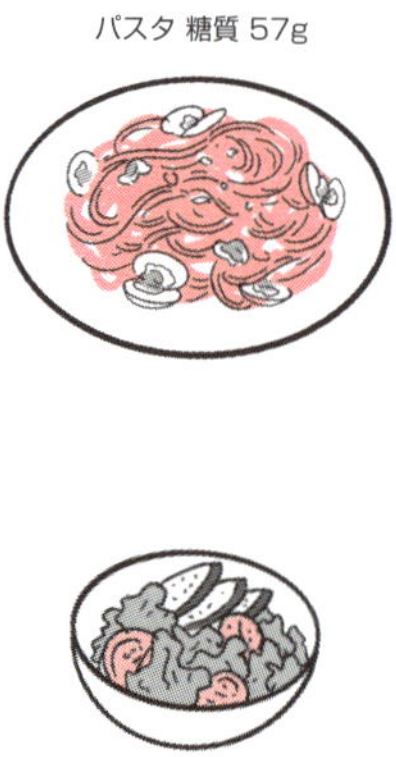

昼食：糖質 約57g

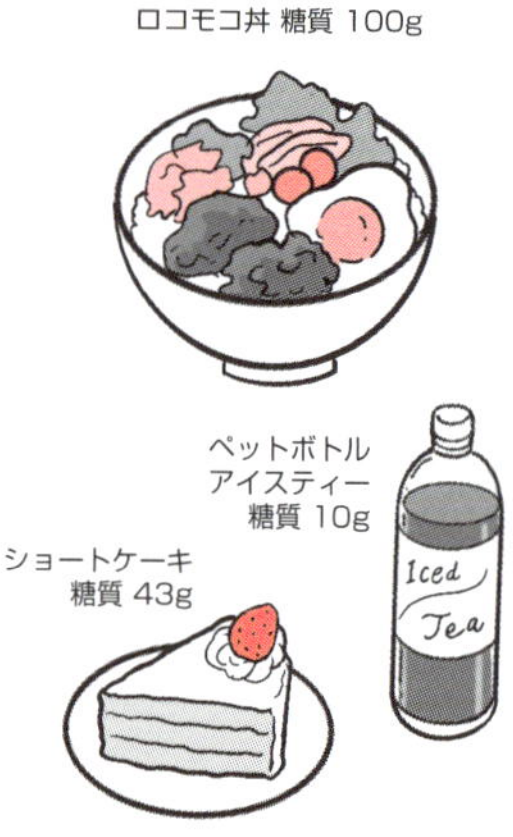
ロコモコ丼 糖質 100g
ペットボトル
アイスティー
糖質 10g
ショートケーキ
糖質 43g
Iced
Tea

夕食：糖質 約153g

Cさんの糖質摂取量：1日約241.4g

【Dさん・70代男性ボランティア活動・妻と二人暮らし】

朝食 妻と二人でゆっくりトーストとコーヒー、果物をとるのがいつもの習慣

昼食 昼食づくりは、主にDさん担当。この日は残りご飯で雑炊

間食 家にいるときには何かしらのおやつ、この日はいただきもののどら焼き

夕食 日本酒2合を妻と分け合いながら、焼き魚、ひじきの煮物、湯豆腐など

いかがでしたか？

唯一、Dさんだけは夕食時にほとんど炭水化物をとっていません。Dさんいわく「70歳を過ぎてあまりたくさん食べられなくなった

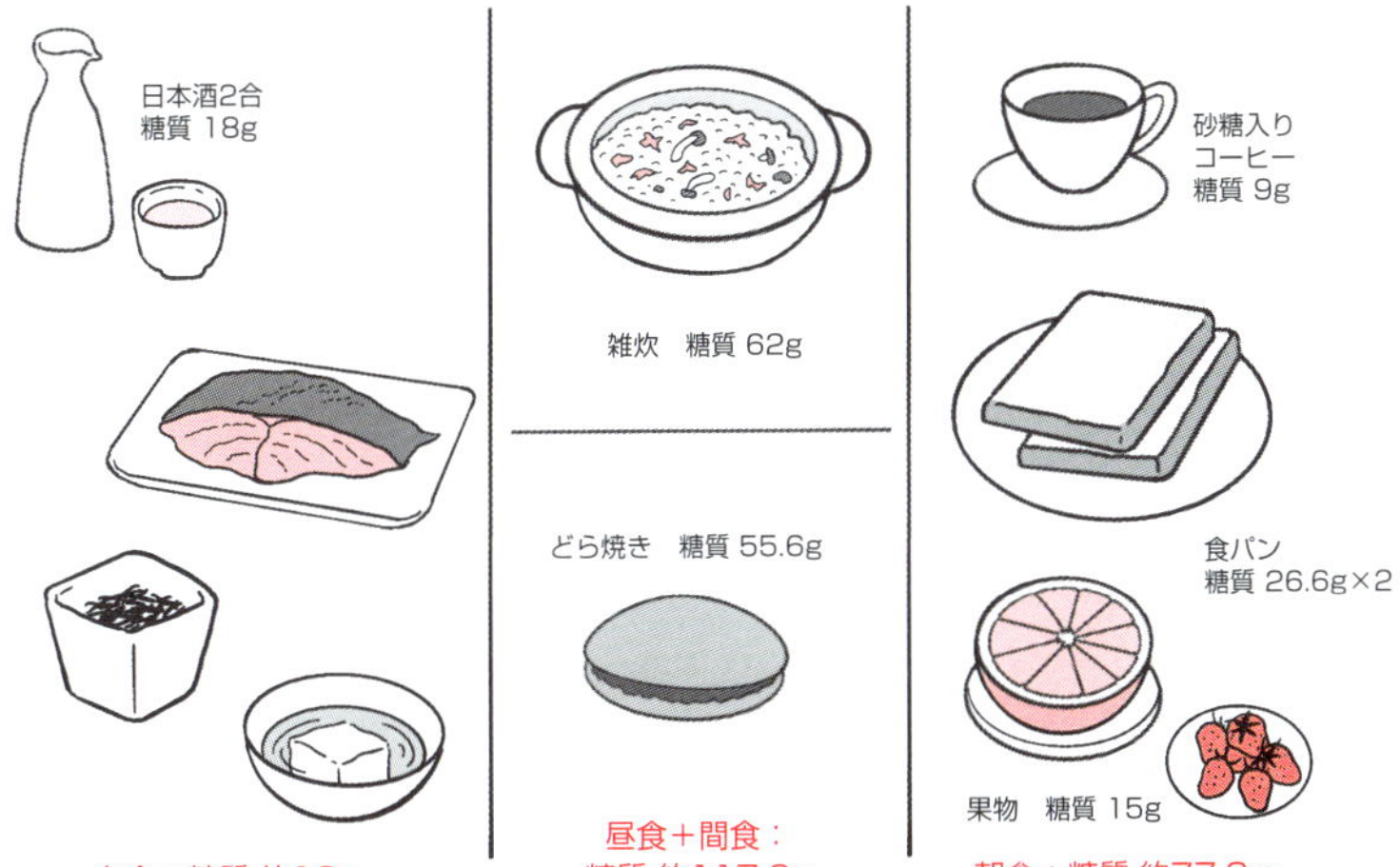
砂糖入り
コーヒー
糖質 9g
食パン
糖質 26.6g×2
果物　糖質 15g
雑炊　糖質 62g
どら焼き　糖質 55.6g
日本酒2合
糖質 18g

朝食：糖質 約77.2g　昼食＋間食：糖質 約117.6g　夕食：糖質 約18g

Dさんの糖質摂取量：1日約212.8g

のと、おかずをお酒のつまみにするスタイルが身についているから」とのことでした。

そのDさんですら、1日の糖質摂取量は212gにもなります。一般的な理想が1日当たり130g以下とすれば、やはりとりすぎと言わざるを得ません。

普通の生活を送っている日本人は、ほぼもれなく糖質中毒に陥り、血糖値の乱高下を引き起こしている可能性があるということが分かるでしょう。

実は私自身も糖質中毒でした　だから、あなたの悩みを実感できるのです

ここで一つ白状しましょう。実は、Aさんのエピソードは私にも当てはまります。

以前の私は、多くの中年男性同様、炭水化物が大好きでした。さらには、饅頭でも煎餅

でも、目の前にお菓子があれば、お腹が空いていないのにパクパク口に運んでいました。つまり、私自身が糖質中毒に陥っていて、そこから抜け出した経験を持っているのです。

私が今のクリニックを開業したのは2018年の6月。その頃を境に、私は急に太り始めました。最も体重が多いときで74キロ（身長は173センチです）くらいあったでしょうか。おそらく、忙しさにかまけて食事がおろそかになっていたのだと思います。

当時はコンビニのおにぎりだけで済ませるということも多々ありました。

「そんなに食べすぎているわけでもないのに、なんでこんなに太るんだろう。もしや」

このときになって私は、自分自身が糖質中毒に陥り血糖値の乱高下を引き起こしているのではないかと疑いました。思えば、その頃は、昼食後の午後の診察でひどい眠気に襲われることがしょっちゅうでした。医師としてまったく恥ずかしい話です。

それからというもの私は、食後血糖値をたびたび測定してみました。そして、驚愕しました。「おにぎり一つで200超え」していたからです。血糖値が200を超えたら糖尿病と診断されるレベルです。そんなことが自分の体の中で簡単に起きてしまうことに大きなショックを受けました。

そこで糖質制限を始めるのですが、最初は失敗しました。いきなり「糖質ゼロ」をやってしまったからです。患者さんたちには「無理は禁物だよ」と言っておきながら、自分だけはできるという思い上がりがあったようです。

炭水化物も甘い物も一切口にせずにいたある日、診療を終えてクリニックの休憩室に戻ると、スタッフがお菓子を食べていました。私はスタッフにそれを分けてもらうなり、貪るように食べてしまったのです。

そのときは、さすがに自己嫌悪に陥りましたが、こうした遠回りを経て、ゆるい糖質制限に切り替え、1カ月もたたないうちに体重は70キロに落ちました。

やはり、無理をしなかったのがよかったのでしょう。それ以来、炭水化物の摂取量は自然に減っていき、あまりご飯は食べなくなりましたし、食べたいとも思わなくなりました。

現在では、体重も64〜65キロで安定しています。どうやら、糖質中毒からは完全に脱出できたようです。

効果を実感しながら確実な成功へと導く医師の私が発明した方法

本書を手に取ってくれたということは、「糖質制限」について、あなたはすでに何らかの情報は手にしているのでしょう。ただ、その中身についてはさまざまで、あなたは迷っているのかもしれません。

①「糖質制限とかいうのが健康に良いらしいけど、俺には関係ないんだろ？」
②「糖質制限に挑戦してみたいけど、ご飯を我慢するなんて無理」
③「糖質制限に挑戦した経験はあるけど、途中で嫌になっちゃった」
④「糖質制限をやってみたけど、やせないし体調も上向かないよ」

もしかして、この四つのいずれかに当てはまりますか？

だとしたら、あなたの認識が間違っているか、やり方が間違っていたかのどちらかです。

今のあなたが、どの状況にあるにしろ、本書の方法を試してみる価値は大いにあります。

それによって、あなたは確実に糖質中毒から脱出できます。

このように明言できるのも、**これまで私は、自分自身をはじめ、多くの患者さんを実際に糖質中毒から救い出してきた**からです。

本書の方法は、これまであなたが興味を持てなかったか、あるいはうまくいかなかったものとは異なり、ビジネスパーソンが日々の仕事をこなしながらできるように極めて実践的に考えられています。

ただ、私がこのように述べても、それが目に見えるものでなければ「漠然としていてよく分からない」と感じるでしょう。

そこで本書では、二つの数値によって「効いてる」を確認してもらいます。

一つが血糖値、もう一つが体重です。

【血糖値】

先にも触れたように、あなたはこれまで「空腹時血糖値」ばかり測定してきました。

そのため、一番重要な食後血糖値について知らずにいます。おそらく、かなり高くなっているのですが放置しています。

そこで、**食後血糖値を把握してほしいのです。**

ただし、病院に行って血液検査をしてもらう必要はありません。薬局で売っている検査紙に自分で尿をかけ、そこから血糖値を推測するという安価で簡単な方法をとります（詳しくは87ページ参照）。

【体重】

それさえも面倒だというなら、体重によって効果を実感してください。

本書の方法で糖質中毒から脱出していくと、太っている人は確実に体重が減ります。これまで、自分のぽっこりお腹を気にしながらも「今さらダイエットなんて……」とあきらめていた人たちにとって、驚きの事態が待っています。

あなたは毎日、体重計に乗るのが楽しみで仕方なくなるでしょう。ベルトの穴も見事に縮まっていきます。

糖質中毒は、特殊な「中毒」 それを知らなければうまくいかない

糖質中毒から脱出する第一歩は、**「自分は中毒なんだ」と認識すること**です。これまで述べてきたように、糖質中毒はほかの中毒と違って気づきにくいのです。

例えば、ニコチン中毒について考えてみましょう。

現代社会では、多くの人がたばこの害を知っています。副流煙の害を受けている非喫煙者はもちろんのこと、喫煙者本人も「たばこはやめたほうがいい」ということは分かっています。それでもやめられないのは、ニコチン中毒に陥っているからだということも分かっています。

でも、もし「たばこは体にいいもの」と信じ込まされていたらどうでしょう。みんな積極的に吸って、誰もそれをやめようとは思わないでしょう。だから、自分がニコチン中毒

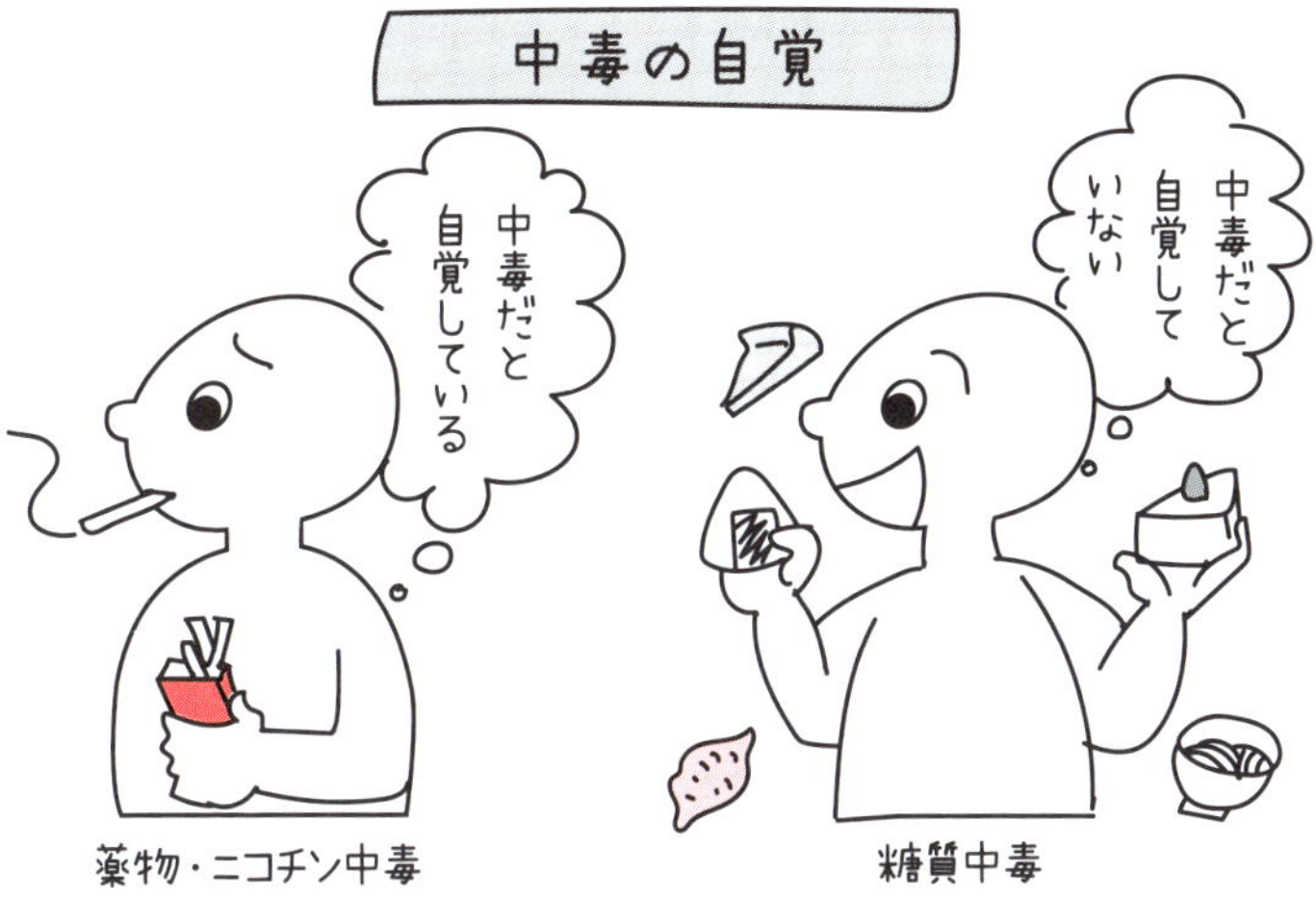

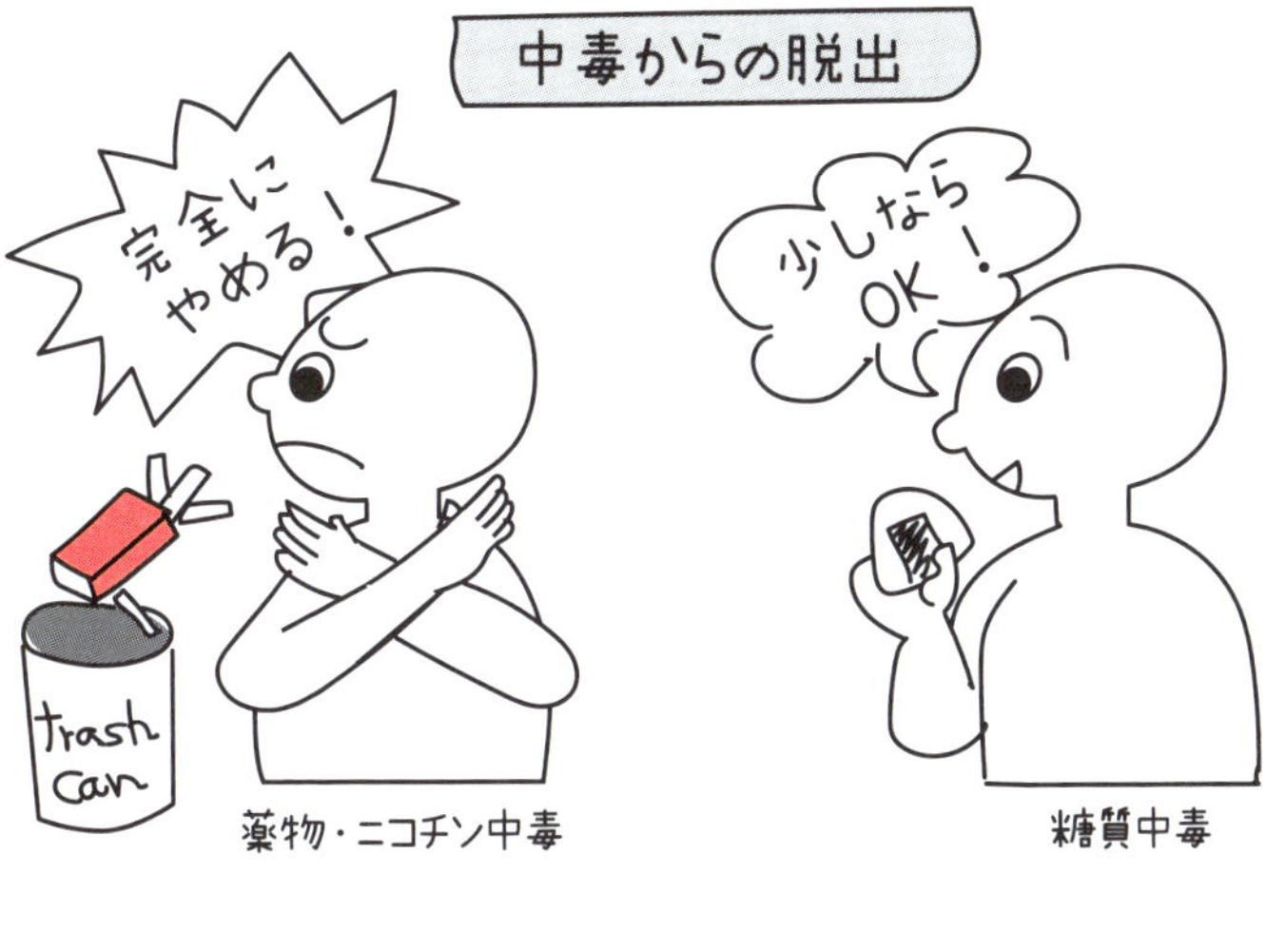

●糖質中毒の自覚と脱出は他の中毒とはちょっと違う

になっていることすら意識しないはずです。

まさに、糖質がそうなのです。「炭水化物を主食として食べるのがいい」と信じて、あなたはそうしてきました。そして、見事に中毒患者になってしまったわけです。


このように、糖質中毒の場合、ほかの中毒とは成り立ちからして違うのですが、脱出法にも決定的な違いがあります。**糖質中毒は、「完全に絶つ」必要はありません。**むしろ、少しとっているくらいがいいのです。

ニコチンやアルコール、薬物などの中毒から本気で抜け出そうと考えたら、「ちょっとだけ」は許されません。たった一度、誘惑に負けたらすべて元の木阿弥。「絶対に手を出さない」という、面と向かっての真剣勝負が必要になります。


一方で、**糖質中毒は「ちょっとは付き合う」といった緩やかな態度で上手にやりすごすのが克服の近道です。**

詳しくは2章で述べますが、無理をすると失敗します。

これまで炭水化物をとりすぎていたあなたが、それを減らそうとすると糖の誘惑が波のように押し寄せます。その波に対し正面から抵抗していると、どんどん波が大きくなってあなたは大変な思いをします。おそらく、途中で転覆するでしょう。

そうではなくて、波には乗りながらやりすごしましょう。そのうちに波は小さくなっていきます。


私のクリニックには、「糖質制限に挑戦してみたがうまくいかない」という悩みを抱えた患者さんも多くやってきます。

彼らはたいてい肥満や糖尿病を持っていて、「何とかしたい」と思っているのに、糖質中毒から脱出できず苦しんできました。中には、途中で挫折したことでやけになって、さらに悪化させている人もいました。

私は、そういう患者さんたちも確実に救出してきました。

本書では、その方法に特化して説明していきます。

では、次章から、具体的に見ていきましょう。

第2章

たったこれだけ！確実にできる「糖質中毒」からの脱出法

なぜ、これまでの糖質制限はうまくいかなかったのか

私が患者さんたちを糖質中毒から救い出した方法を説明する前に、自己流で糖質制限に取り組んでいる人たちが失敗してしまう原因を見ていきましょう。

糖質制限は、カロリー計算など面倒くさいことは必要なく、ご飯などの糖質を減らしていくという単純なものです。

しかし、単純だからこそ、乱暴にやってしまうと失敗します。どんな失敗があるのか、代表的なものを理解し、同じ轍を踏まないようにしてください。

失敗の原因1　単純に「主食」だけ抜いてしまう

自分では料理ができない働き盛りの男性に多いのですが、「とにかくご飯やパン、麺類

を食べなきゃいいのでしょ」と、これまでの食事から炭水化物だけをカットする人がいます。

すると、当然のことながら食事量そのものが減ってお腹が空きます。そして、我慢ができずに、間食におにぎりなどを食べてしまうのです。

「やっぱり飯はうまい！」

あっという間に、元通り。**こんな「原始的な」方法でうまくいくはずがありません。**

失敗の原因2　食物繊維が足りなくなる

ご飯などの炭水化物には食物繊維が結構、含まれています。そのため、炭水化物の摂取量を減らすことで便秘になってしまう人がいます。

便秘になったことで、「糖質制限をすると体調が悪くなる」という誤解が生まれ、やめてしまうのです。

糖質制限で炭水化物を減らすときには、野菜や海藻類などの摂取量を意識的に増やし食物繊維を補う必要があります。

それについての詳細は4章（142ページ）で説明します。

失敗の原因3　メニューに変化がつかない

炭水化物を減らしたら、その分、肉や魚、豆腐、野菜などのおかずを増やしていけばいいのですが、考えられるおかずのメニューが底をついてしまう人もいます。

とくに、これまで「おかず1～2品でご飯をたくさん食べていた」というような人は、**ご飯を減らしておかずを増やすとなると、どう増やしていいか分からなくなってしまう**のです。

でも、コンビニや居酒屋などを活用することで、その悩みは解決できます。

ちなみに、「とんかつの衣は糖質でしょう」などと厳密に考えすぎないことも大事です。私の患者さんには「おかずの糖質はあまり気にしないで」と言っています。

失敗の原因4　水分の増減について誤解する

血中に増えたブドウ糖は、通常、インスリンの働きによってグリコーゲンに変えられ、体に保持されます。このときに、グリコーゲンは自らの3倍の水を一緒に引き込みます。

一方、糖質制限を始めると、体に保持されているグリコーゲンがエネルギーとして消費されます。すると、グリコーゲンが引き込んでいた水も体から出ていきます。つまり、糖質制限を始めたばかりのときは、水分が大量に体から出ていきます。

また、血糖値を下げるホルモンであるインスリンは、腎臓から尿と一緒に失われるナトリウム（塩分）を回収する作用があります。塩分は体の中に水分を保持してくれるものなので、インスリンが多く分泌される状態であ

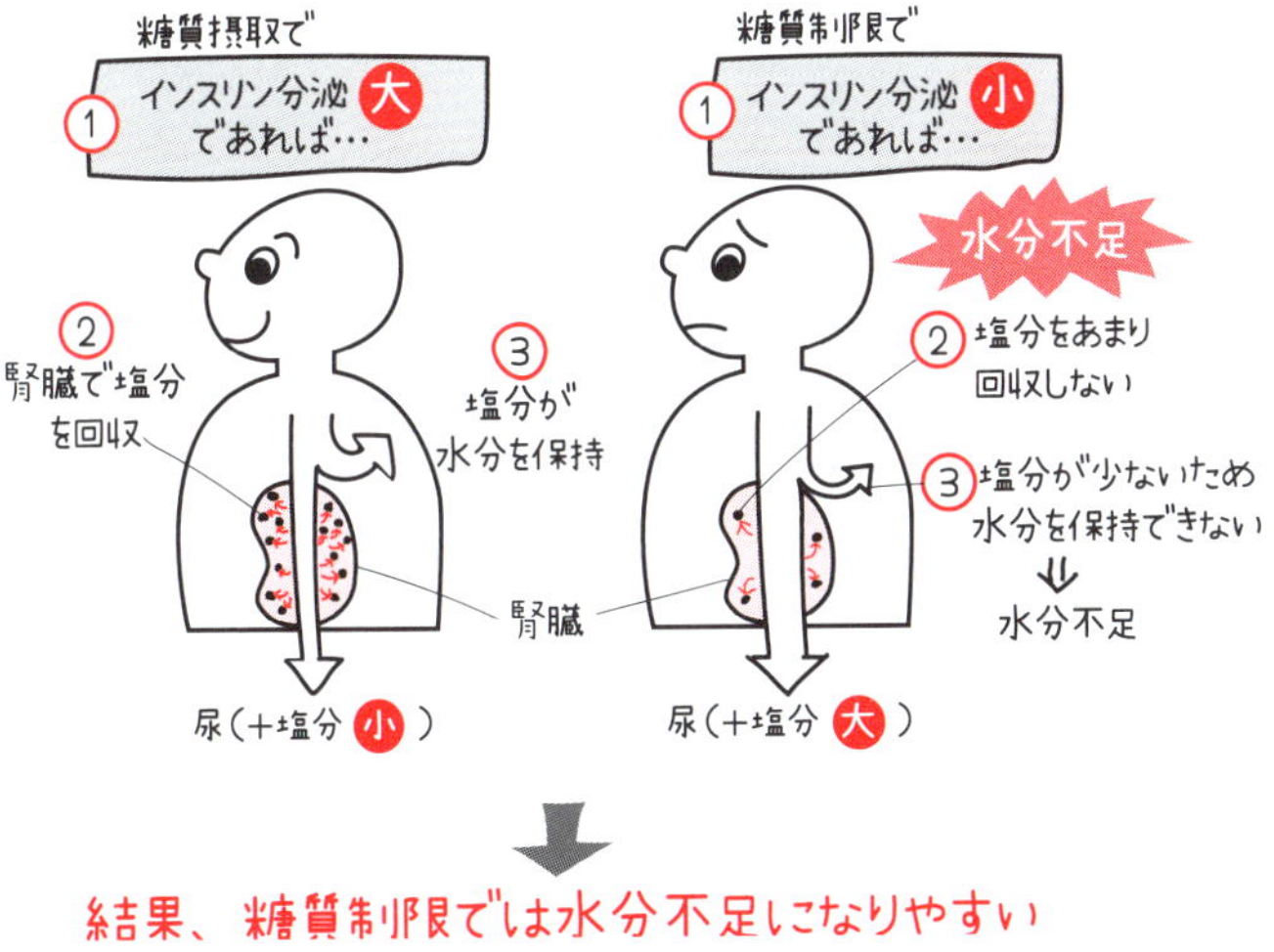

●糖質制限すると塩分が腎臓で回収されず水分も出ていく

れば、体の中の塩分が減らないため、水分も出ていかなくなります。

しかし、糖質制限すると血糖値がそれほど上がらずインスリンの分泌も抑えられます。すると、塩分は腎臓で回収されず尿と一緒に体の外へ出ていくので、体の中の塩分は減ります。その結果、水分は体の外に出ていきやすくなるのです。

こうした理由で、糖質制限を始めた人は、水分不足によるだるさを感じ「糖質制限をすると体調が悪くなる」と勘違いしてストップしてしまう人がいるのです。

ですから、**糖質制限を行うときは意識的に水分を補充する必要があります。**

なお、先ほど「体の中の水分」と書きましたが、水分は血液として血管の中にもあります。血管の中の水分が増えると、心臓が全身に押し出す水量が増えます。ポンプで押し出す圧力、つまり血圧が上がります。塩分が多いと血管の中の水分量が増し、高血圧の原因ともなりますが、糖質制限をすると高血圧まで改善する人がいるのは、水分が減るためと思われます。

もう一つ、水分と体重の増減に関する勘違いも見られます。

糖質制限を始めたばかりの頃は、グリコーゲンが消費されたことに伴って失われた水分の重さだけ、体重もストンと落ちます。それは、あくまで水分であって、脂肪が燃えた分ではありません。

もちろん、**長く糖質制限をしていれば脂肪も燃えていき、本質的な体重減が実現します。**しかし、最初の「ストン」は水分なのです。

それを分かっていないと、「同じようにやっているのに、何だか最近やせない」と感じて途中で放り出すことになります。

一方、ずっと糖質制限していた人の体にはグリコーゲンがあまりありません。そういう人が、あるときがつんと糖質をとると、たくさんグリコーゲンがつくられ、同時に多くの水分が引き込まれ体重が増えます。

その体重は水分であって脂肪ではないのですが、「あれだけ頑張ったのに、1回食べたくらいでこんなに太ってしまうなんて！」とがっかりして投げ出してしまうのです。

水分が体を出入りすれば、確かに一時的に体重は増減します。しかし、それと「太った・やせた」は違うということを知っておいてください。

そもそも「全部カット」が大間違い 成功するのは「テキトー（適糖）」だけ

あなたが糖質制限を始める目的は、「血糖値の乱高下をなくすこと」です。食事をしても問題のない範囲（80～１４０㎎／dL）に血糖値が収まり、太っていなければそれでいいのです。

だから、上手に減らしていくのが理想で、「いきなりゼロ」など目指す必要はまったくありません。

完璧主義の人ほどそれをやって、突然「やっぱり無理だ」と放り出します。そして、それまで我慢していた分、がっつり炭水化物を食べ、さらに中毒を悪化させるということになります。

実は、厳しい糖質制限をしていた人がいきなり糖質をとると、ずっと糖質をとってきた人に比べ血糖値が上がりやすいことが分かっています。だから、完璧主義方式はやめておいたほうがいいのです。

正解は**「ゆるーく」**。私はそれを**「テキトー（適糖）」**な**ゆる糖質オフ**と表現しています。

まずは、そのポイントを忘れないでいてください。

その上で、実際にどうすればいいのか。

私の方法を簡単に説明すると、こうなります。

1　朝食はサラダをたっぷり

2　昼食は糖質制限を忘れこれまで通り

3　夕食は少しずつ炭水化物を減らす

では、ひとつひとつ詳しく見ていきましょう。

1【朝食】サラダをたっぷり

朝食はサラダを山盛り食べてください。

レタスやサラダ菜、キャベツ、セロリ、キュウリなどはもちろんのこと、ほうれん草や小松菜、春菊といった野菜も生で食べられます。もちろん、生でなくてブロッコリーやアスパラガスなどを、ゆでたり蒸したりしてもＯＫです。

用意するのが面倒なら、コンビニで買ったものでも構いません。

要するに、**朝食には野菜をたっぷり食べてほしいのです。** お腹が満足するまで食べてください。

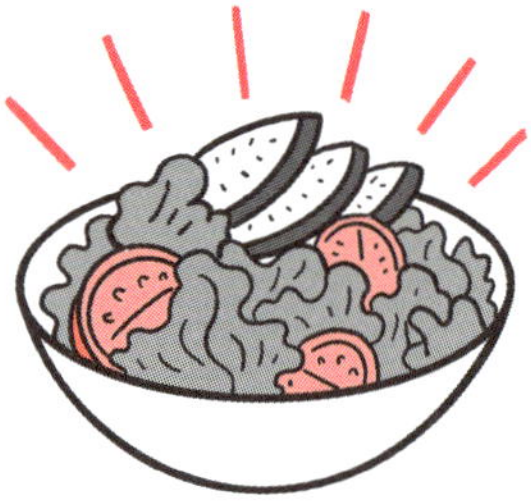

ただし、イモ類は炭水化物の塊なのでＮＧ。ニンジン、カボチャ、レンコンなども糖質が多いので避けたほうがいいでしょう。

とはいえ、コンビニで売られているサラダにちょっと入っているくらいなら気にしないで大丈夫です。

「葉物野菜中心ではどうしても物足りない」という人は、サラダチキン（コンビニの定番商品となっている鶏の胸肉。最近は、サバやサーモンが原料のサラダフィッシュなどもあります）、ツナ、ゆで卵、豆腐、ソーセージなどを混ぜてもいいでしょう。

ドレッシングについては、私は制限していません。

むしろ、いろいろなタイプのドレッシングを揃え、飽きがこないようにしてください。マヨネーズ、和風、シーザー、サウザンアイランドなど、その日の気分やサラダの中身によって変化をつけ、おいしく食べてほしいのです。

もっとも、ドレッシングについてもいろいろ知っておいて損はありませんね。詳しくは4章（159ページ）で述べますが、おそらく、あなたが「これなら健康的だ」と思っているものが案外、糖質が多かったり、その逆もあって驚くことでしょう。

先に述べたように、ご飯など炭水化物を減らすと食物繊維が不足しがちになります。加えて、そもそもビジネスパーソンは普段から野菜不足の食生活に偏っています。朝食にサラダをたっぷりとることで、そうしたマイナス面を一気に解消するとともに、血糖値の上昇を抑えましょう。

朝食には、トースト、卵かけご飯など、時間をかけずに食べられる炭水化物を中心にとっている人が多いはずです。

一人暮らしをしている若い人の場合、前の晩にコンビニで買っておいたサンドイッチやおにぎりを食べるというケースもよく見受けられます。

おかゆ派、お茶漬け派もいますね。夕食を遅い時間にとる習慣のある人は、寝起きにはまだ胃が重苦しいため、おかゆやお茶漬けといった軽い朝食が歓迎されるのでしょう。

でも「軽い」というのは感覚だけの問題で、血糖値の乱高下については非常に「重い」朝食をとっていることになります。

実は、同じ糖質をとるのでも朝はとくにマズイのです。というのも、寝ている間は空腹状態で血糖値が下がっています。その状態で炭水化物をとれば血糖値は急上昇します。加えて、単に長い時間が空いてからとる糖質は、より血糖値を上げることも分かっています。多くの人にとって朝食は、3食ある食事の中で最も時間が空いた後に食べる食事となります。

つまり、空腹を感じていようがいまいが、朝食にとる炭水化物は血糖値を急上昇させてしまい、急上昇した血糖値は急下降し、結果的に乱高下を呼ぶことになります。

また、炭水化物は「それだけ」でとることでさらに血糖値を上げますので（１４５ページ参照）、おかゆやお茶漬けのように「ほぼお米だけ」という朝食はちっとも健康的ではありません。

なお、「朝食に果物だけ」も最悪です。果物には果糖が含まれており、とくに日本の果物は品種改良により世界的にも「甘さ」に秀でているため果糖が多く含まれています。

最近の研究では、果糖は摂取すると小腸による分解を受けます。その結果、一部はブドウ糖となり血糖値を上げることになるのです。しかも、さらに多くの摂取により小腸による分解が間に合わなくなると肝臓へ到達し、ほぼすべてが中性脂肪となり肥満の原因となります。

2 【昼食】これまで通り

昼食はこれまで通りでOKです。

ビジネスパーソンの場合、昼食に糖質制限を行うのはかなり無理があります。同僚と一緒にランチに出て、「俺は米や麺類は食わないから」とは言えないでしょう。

それに、昼食後も働いてエネルギーを使うわけですから、血糖値の上昇はさほど気にしなくて大丈夫です。

また、朝食に食物繊維豊富なサラダをたっぷり食べたことによる「セカンドミール効果」もあって、血糖値の抑制が期待できます。**セカンドミール効果**については4章（140ページ）で詳しく述べますが、簡単に言うと、1日の最初の食事内容が、2回目の食事にまで影響を及ぼすというものです。

つまり、血糖値をほとんど上げない食物繊維豊富な朝のサラダは、自由な（炭水化物もOKの）昼食のためにも重要な意味を持っているわけです。

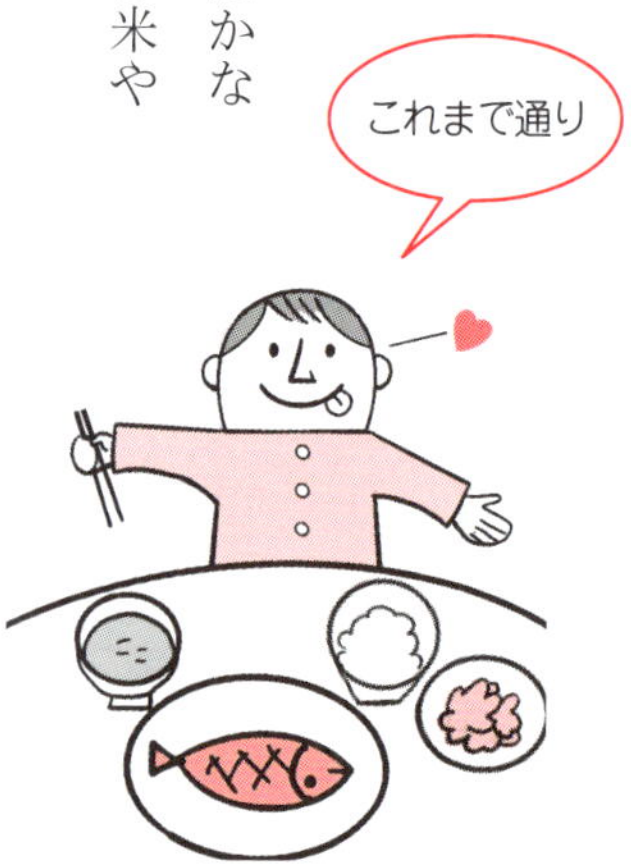

　このように、**昼食は自由ではありますが、なるべく「炭水化物だけ」というものは避けましょう。**かけうどんやもりそば、おにぎりなどは、どうしても血糖値が上がりやすくなります。できれば、小鉢のついた焼き魚定食など、タンパク質や野菜がとれるものがいいでしょう。

　炭水化物たっぷりの昼食だったなら、その後なるべく早く体を動かしてください。会社まで早足で歩いて帰るというのもいいでしょう。食後血糖値が上がり始める前に運動することによって、その上昇が抑えられます（178ページ参照）。

　外に働きに出ていない人の場合、昼食にも糖質制限を行うことは可能です。でも、1日に1回くらいは好きなご飯やパン、麺類を食べたいというのが本音でしょう。その内なる声を無視していると、やはり無理が出ます。

　ですから、勤め人同様、これまで通りの昼食をとってください。ただし、「食後にゴロン」は禁物です。

　主婦でしたら、昼食後に力のいる家事を集中して行うことをすすめます。力がいるといっても大げさなことではありません。雑巾をかけたり、シーツを取り替えるといった「体を動かす」ことなら何でもOKです。もちろん、テレビを見ながらのスクワットでもいいでしょう。

3【夕食】少しずつ炭水化物を減らす

日本人の食生活では、たいてい夕食が一番豪華でボリュームがあります。家で食べるにしろ、外食するにしろ、いくつかのおかずが添えられるでしょう。

夕食のポイントは、こうした〝おかず〟をメインに食べることです。そして、ご飯は少しずつ減らしていきます。

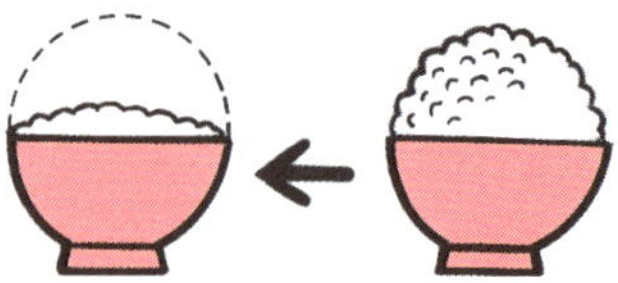

成人の夕食のとり方には大きく二つあって、一つはおかずをつまみにお酒を飲みながら食べるというもの、もう一つはおかずとともにご飯を食べるというものです。

前者も、たいてい締めにご飯は食べますが、たいした量ではないことがほとんどです。

一方、後者は「ご飯を食べるためにおかずがある」わけで、重度の糖質中毒に陥っています。だから、いきなりその大事な「主食」を減らそうとすれば大変。あくまで徐々にが大切です。

ズバリ、**最終目標は「ご飯は茶碗に半分」を目指しましょう。**無理なら、せいぜい4分の3杯。そこまで段階的に持っていきます。

もし、これまでのあなたが「夕食にはご飯を2杯食べる」という状態だったなら、まずは1杯半、そして1杯……とゆっくり減らしていきましょう。

そのためには、食べるおかずの量を増やさないとお腹がいっぱいになりません。そこで重要なのが、おかずの味付けを薄くしていくことです。さもないと、今度は塩分の過剰摂取に陥ってしまうからです。

それに、おかずの味が濃いから、たくさんの白いご飯を食べたくなるのです。味が濃いおかずは、糖質中毒の大きな原因ともいえます。

もちろん、おかずにも糖質たっぷりなものがあるので注意が必要です。具体的にどんなものが血糖値を上げるか（あるいは上げないか）について、私自身が実験した結果を3章にまとめておきますので参考にしてください。

おかずの種類を増やすのが大変なら、コンビニで1品買ってしまうのもいいでしょう。

こまごま考えるのが面倒くさいに人におすすめなのが「鍋」。

鍋は最強の糖質制限食です。寄せ鍋でも、しゃぶしゃぶでも何でも結構です。肉や魚、豆腐、野菜をたっぷり入れれば、それだけでバランスが整うし、糖質の少ない夕食が完成します。ただし、締めの炭水化物はやめます。

また、きりたんぽはご飯からできているのでNGです。

そうしたものを避けながら、「もう、雑炊もうどんもいらない」と思えるくらいに、肉や魚、豆腐、野菜などの具を食べればいいのです。

なお、お酒が飲めない人でもノンアルコールビールやウーロン茶などを飲みながら食事をするといいでしょう。それらを飲みながらゆっくりとおかずをつまむようにすれば、ご飯の量は減らしていけます。

本当は、**夕食は「居酒屋メニュー」**が一番いいのです。

刺身、枝豆、焼き鳥、湯豆腐などをつまみに焼酎を飲んでいれば、まったくといっていいほど血糖値は上がりません。

もちろん、フライドポテトやポテトサラダ、ピザ、焼きおにぎりなどの炭水化物たっぷりのつまみはNG。ビールも糖質が多いので注意が必要ですが、総じて居酒屋メニューは血糖値を上げません。

「効いてる」を実感 簡単にできる血糖値の把握法

これまで何度も述べてきたように、**あなたが気にするべきは空腹時血糖値ではありません。食後血糖値です。**

食後血糖値について、国際糖尿病連合は160未満であれば、一応よしとしています。ただ、180を超えるようなら確実に動脈硬化は進み、140を超えた程度でも動脈硬化が進む可能性があるとされていることから、140未満を目指すのが理想です。

なお、糖尿病の診断に用いられるＯＧＴＴ（糖負荷試験）という検査では、ブドウ糖75ｇが溶かされた液体を飲む前、飲んで30分後、１時間後、２時間後に血糖値を測ります。そして、２時間後血糖値が２００を超えていると糖尿病と見なされる可能性があります。

また、食事のタイミングなどと関係なく測定する随時血糖値でも、２００を超えると糖尿病と判断される可能性があります。

１８０で動脈硬化が確実に進行し、２００を超えたら糖尿病と診断される可能性があるということであれば、「まさか自分は１６０もいかないだろう」と考えるでしょう。

ところが、実際には健康な人でも気づかぬうちに食後血糖値が２００を超えていることはままあります。１章でも述べたように、私自身「おにぎり１個で２００超え」を体験しています。

だから、**自分の「食後血糖値の現実」を把握することはとても大事なのです。**

ただ、一般の人にとって、血糖値を自分では測るのは簡単なことではありません。病院で測ってもらおうにも、食後ちょうどいいタイミングで受診し採血するというのは現実的ではありません。

私が使っている「リブレ」という製品など、自己血糖値測定器もいろいろ出回っていますが、入手方法や扱い方を考えると読者の皆さんには少しハードルが高いかもしれません。

そこで、私が日頃から患者さんにやってもらっているのが**尿糖検査**です。

血糖値が160〜180くらいを超えると、尿に糖が出ます。どんなに健康な人でも200を超えれば絶対に出ます。

おそらく体の防御反応の一種で、インスリンで対処できないほど血中に増えすぎた糖を尿から排出しようとするのでしょう。それが出ているかどうかを調べるのです。

具体的には、テルモの「新ウリエース」と

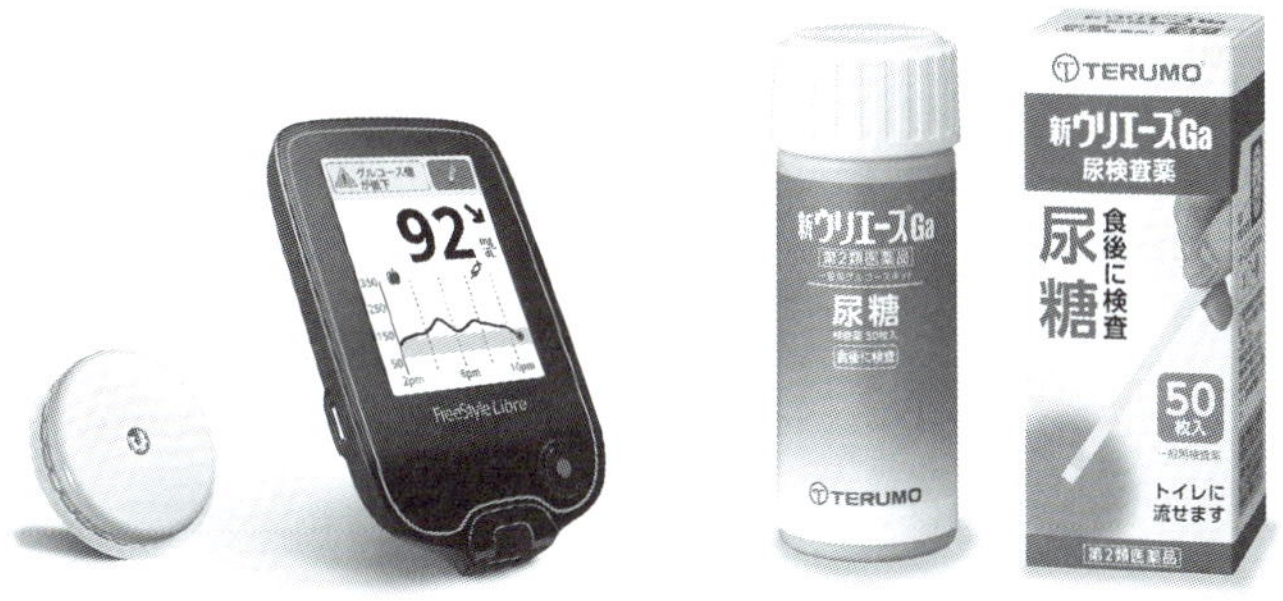

血糖測定器「Free Style リブレ」（左、アボットジャパン株式会社）、
尿糖検査薬「新ウリエース Ga」（右、テルモ株式会社）

いう検査紙に自分のおしっこをかけるだけ。新ウリエースは街の薬局で売られており、ネットでも手に入りますから、病院に行かず誰でも簡単に検査できます（検査紙50枚入りで価格は1200円程度です）。

ただし、新ウリエースにかけるのは、いつのおしっこでもいいわけではありません。普通、食後1時間程度で血糖値が最も高くなり、2時間くらいすると落ち着いていきます。ですから、その間に血糖値が160超えていれば、2時間後には尿に糖が出てくるはずです。

そこで、まず食事の前にトイレに行き、おしっこをできるだけ絞り出しておきます。それから食事をし、**食事の2時間後にトイレに行って検査紙におしっこをかけます。**

もし食事によって血糖値が上がり、尿に糖が出ていれば、検査紙の色が変わります。新ウリエースの瓶に色の変化見本が載っていますから、それと比べれば一目瞭然。黄色い検査紙が少しでも緑っぽく変化したら、あなたの食後血糖値は160以上（もしかしたら200以上）あるということ。その前にとった食事は明らかに糖質オーバーということになります。

逆に、「以前は色が変化したけれど、最近は変化しない」というのであれば、糖質制限がうまくいっている証拠。あなたの体は健康に向かっていると考えられます。

この検査は、なにも毎食後行う必要などありません。ただ、定期的に調べてみてください。それによって、「今日、尿糖が出たのは、あのうどんが原因かも」「思いのほか大丈夫だった。すき焼きは怖くないのか」などと、自分の血糖値を上げるのはどんな食べ物なのかについて把握できるでしょう。

人は目に見える結果があれば頑張れますが、それがなければ「ご飯を我慢している」という部分にばかりフォーカスしてしまいます。

その思いはやがて「やってられない」と爆発する結果につながります。

尿糖を測りながら「自分のやっていることは本当に効果があるんだ」と感じながら進めていきましょう。

なお、２０１４年４月に厚生労働省が「検体測定室に関するガイドライン」を発表したことで、一部の薬局などで血糖値の自己測定が可能になってきました。指先からほんの少し採った血液で、血糖値、ヘモグロビンA1c値、中性脂肪値、コレステロール値などが、安価（1回500円程度）で簡単に測定できます（例えば、「ココカラクラブ」https://www.cocokarafine.co.jp/f/dsf_kentai、「ウエルシア薬局株式会社　血液検査サービス」https://www.welcia-yakkyoku.co.jp/information/selfblood_top.htmlなど）。

食後高血糖になっているかどうか尿糖検査だけでも十分に判断することはできますが、もっと数値を正確に知りたい人は、利用してみるのもよいでしょう。

患者さんが実証
誰でも「糖質中毒」から抜け出せる

本章の最後に、私の患者さんの事例を紹介しましょう。性別問わず、いろいろな年代の人たちが重症の糖質中毒に陥っており、そういう人たちが確実にそこから脱出しています。
糖尿病などを患っている患者さんですら成功するのですから、あなたも間違いなく中毒を克服できます。

実証1　男性・49歳
朝はたっぷりのサラダを　つまみを増やして夜のお酒はOK

この患者さんは、初診段階でヘモグロビンA1c（過去1～2カ月の血糖値の推移を示す数値）が11・6％と極めて高く（基準値は5・5以下）、初回受診時の血糖値は260もありました。

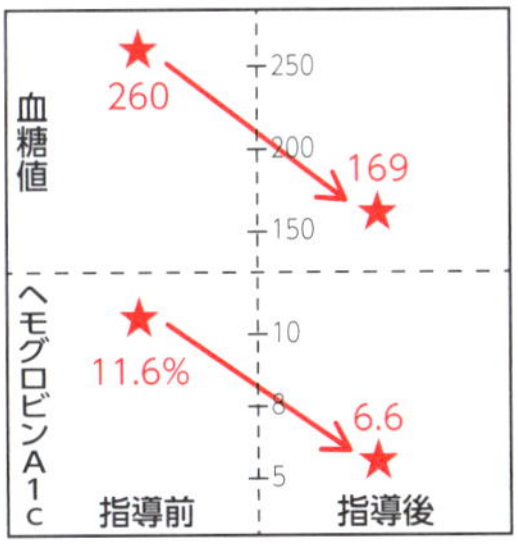

このように、かなり重篤な糖尿病の患者さんでも、**ゆる糖質オフ**だけで劇的に改善します。そのことを示す典型事例として紹介しましょう。

【指導前の生活】

「朝はご飯をしっかり食べないとエネルギーが出ない」と考え、朝食はご飯を茶碗1杯と、焼き魚などの日本食をとっていました。本人は、それがヘルシーで体にいいと信じていたようです。

昼は外食が多く、同僚と一緒に定食屋に行くことがほとんどでした。ラーメンや牛丼よりも、定食のほうがバランスが良くて健康的だと考えたからです。

それはいいとしても、定食屋では、ご飯は丼に盛ってありました。普通の成人には明らかに多すぎるのですが、一人前として出されるのだから、ちょうどいい量なのだろうと、何の疑問も抱かずご飯も全部たいらげていました。

お酒は大好きですが、夜は、ほぼ家族と一緒に食卓を囲んでおり、成長期のお子さんにつられて、ご飯を2杯食べてしまうこともしばしばだったそうです。

【指導開始後】

朝はご飯を口にするのはやめて、たっぷりのサラダに変えてもらいました。食べ足りない感じがあればソーセージやハム、卵などを加えるようにアドバイスしました。

昼はこれまで通りに定食屋でOKとしました。ただし、丼茶碗のご飯は半分残し、代わりに小鉢を追加するなどで対応してもらいました。

最初は「ご飯が食べ足りない」と感じたようですが、それは過大な量に慣れてしまっていただけ。糖質中毒から脱していけば、そんなに食べたくなくなります。

夜は、子どもたちとともに食事をとることは変えず、おかずをつまみながらお酒を飲むスタイルに変更してもらいました。

奥さんに、**お酒のつまみになるようなおかずを増やしてもらうように協力要請し、「子どもと一緒にご飯をもりもり」というのはやめる**よう伝えました。

すると、4カ月後には食後血糖値は169、ヘモグロビンA1cは6・6と、ともに大幅に低下しました。それに伴って、悪玉（LDL）コレステロールの値も149から112と大きく下がっています（基準値は65〜139）。

実証2　男性・35歳
朝はコンビニのサラダ　お酒の締めのラーメンはNG

健康診断でヘモグロビンA1cが10・0、中性脂肪が400mg／dL以上あることを指摘され（基準値は、男性40〜149、女性30〜149）、私のクリニックにやってきました。

35歳でこの状態を放置すれば、10年後20年後というまだま

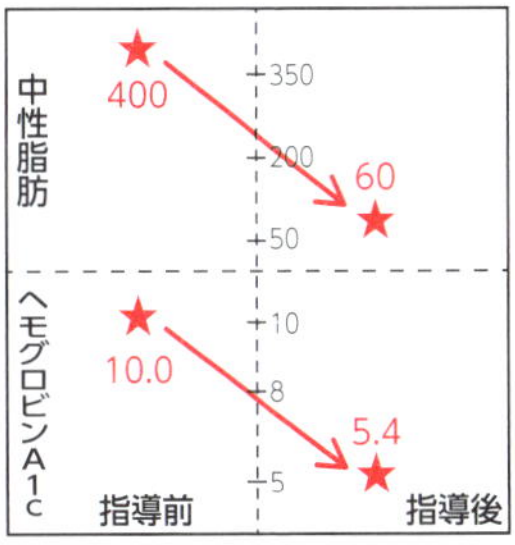

だ働かなければならない年代で大変な事態に陥ります。
話を聞けば、普段から缶コーヒーや清涼飲料水、ジュース、甘いお菓子をたくさんとっているとのことでした。

【指導前の生活】

一人暮らしのため食事には無頓着。朝は、前日の仕事帰りに買ったコンビニのおにぎりやサンドイッチで済ませていました。
昼もたいてい、自席でコンビニ弁当やほか弁。
夜は飲みに行くことも多いものの、最後は必ず締めのラーメンなど炭水化物に手を伸ばしていました。

【指導開始後】

一人暮らしのため、朝から自分でサラダをつくることは困難。そこで、これまで仕事帰りに寄っていた**コンビニで、おにぎりやサンドイッチではなく、サラダを買ってもらいました。**

飽きないように、サラダチキンなどでアクセントをつけたり、週末に卵を買い込みゆで卵にして冷蔵庫に入れておき、サラダに加えるなどの方法も提案しました。

昼のコンビニ弁当やほか弁は仕方ないものの、**ご飯は半量とし、その代わり、おかずを一品追加してもらいました。**コンビニのレジ横の唐揚げなどでもいいと説明しました。

飲みに行くのは大いに結構として、ただし**締めの炭水化物は絶対NG**と約束してもらいました。その分、大好きなお酒は制限しませんでした。

飲み物は、お茶と無糖限定のコーヒー、もしくは、コンビニなどで売られているレモンやグレープフルーツ味の無糖の炭酸水は可としました。

すると、3カ月で、食後血糖値は113と理想的な正常値に。ヘモグロビンA1cも10・0から5・4に低下。400以上あった中性脂肪は60前後まで落ちています。

さらに、AST40U／Lから22へ（基準値は13～30）、ALT74U／Lから27へ（基準値は男性10～42、女性7～23）と肝臓の数値も改善しました（ASTとALTは主に肝臓の状態を示し、肝炎や脂肪肝があれば上昇します）。

実証3　女性・30歳

夜のサラダを朝に変更
昼のパンの個数を減らす

もともと、食後のだるさやイライラという自覚症状があり、他院を受診。そこで食後高血糖の可能性を指摘され、心配になって私のクリニックに来ました。

糖負荷試験を行うと、負荷後（液体を飲んだ後）１時間、２時間とも血糖値は２００を超えていました。

この患者さんの場合、ヘモグロビンＡ１ｃは５・５でギリギリのところ。空腹時血糖値は65と低すぎるくらいです。だから、自ら受診しなければこのような危険な状態になっていることすら気づかずにいたでしょう。

まだ若いので、なおさらこうした生活を続けていては将来が心配です。

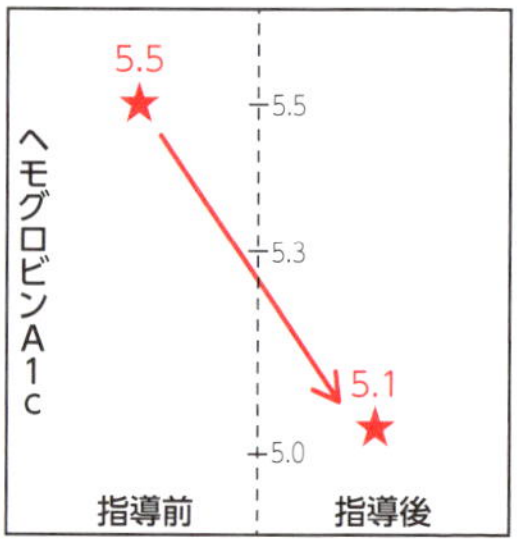

【指導前の生活】

お菓子が大好きで、朝ごはんをスナック菓子で済ませることもたびたびでした。

午前中から空腹を感じ、仕事中にオフィスでチョコレートをパクリ。昼ご飯は、オフィスの近所の店で買った大好きなパンを2〜3個食べていました。

夜は、健康を考えてサラダを中心に食べるものの、食後に目の前にあるお菓子につい手が伸びてしまうことに。

ワインが好きで、お酒は飲めるけれど家では飲まず、ペットボトル入りの紅茶（ミルクティー）を愛飲していました。


【指導開始後】


まず、**夜のサラダを朝に変更してもらいました。**これにより、セカンドミール効果（140ページ参照）も期待できました。

朝から炭水化物をとらなくなったことで、午前中の血糖値の乱高下が抑えられたためでしょう、空腹感を満たすためのオフィスでのチョコレートは必要なくなりました。

昼は好きなパンを食べてもらいました。ただし、**コンビニのお総菜などを足すことで、パンは1〜2個までに抑えてもらいました。**

夜は炭水化物を減らすよう注意する程度で、特段の変更は加えませんでした。そして、夕食後に空腹を感じたときに、ワインに合わせてナッツやチーズを食べてもらうようにしました。

真面目に取り組んでくれた結果、２カ月もするとヘモグロビンＡ１ｃが５・１の正常値になりました。食後血糖値の乱高下も起きなくなって、だるさやイライラからも解放されています。

実証4 女性・44歳

食前に桑葉青汁、料理の油をオリーブオイルにして食後高血糖を解消

この患者さんも、食後の眠気やイライラに悩まされていました。ただ、もともと医療機関に勤めていたので知識があり、血糖値の乱高下を疑い検査を所望しました。

体型はやせ型で、これまでの健康診断では異常を指摘されずにきたとのこと。検査してみると、空腹時血糖値は96だったのに、その後、食事をとってもらってから測ると２５６もありました。「何を食べてきたのですか」と聞くと「普通に売られているお弁当を１人前」という答えです。

ヘモグロビンＡ１ｃは５・９というちょっと気になる数値でした。

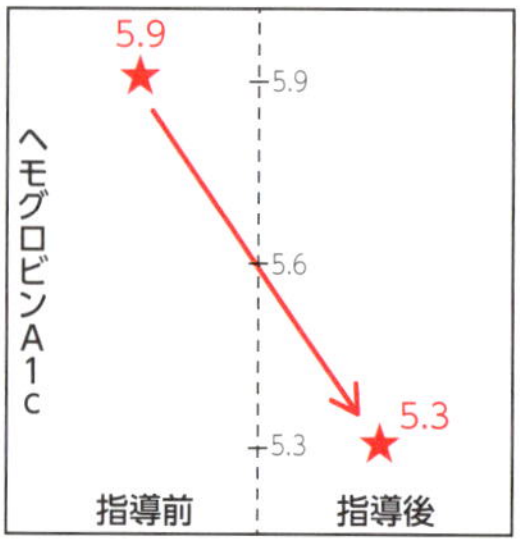

【指導前の生活】

医療機関に勤めており、食事には気を使ってきたつもりとのこと。

朝は平均的な和食でご飯は1杯のみ。昼はたいてい、勤め先の医療機関のすぐ近くにあるお弁当屋さんでほか弁1人前を買って食べていました。

ほとんど間食はしないよう心がけているものの、とくに午後4時過ぎ頃からの急激な空腹感や吐き気、動悸など（典型的な低血糖症状です）に悩んでいました。

夕食は小さいお子さんもいるため、食事のバランスを気にしてさまざまな食材を使った料理をつくるよう意識していたそうです。ただし、炭水化物については、通常のお茶碗1杯であれば、誰にとっても1人前だから大丈夫だろうと疑いもしなかったようです。

【指導開始後】

この患者さんには、まず**「茶碗1杯のご飯の量は、本当の意味での1人前（本来、私たちが食べていい量）をはるかに超えている」**ということを説明しました。

医療機関に勤めていることもあり、「リブレ」を使って自分で血糖値を測りながら最適のご飯量をつかむことから始めてもらいました。ご飯を茶碗半分にしたり、4分の1にしたりしながら、食後血糖値を測定してもらったのです。

また、本書の4章で説明するような、さまざまな食事の工夫も試してもらいました。

その結果、**食前に桑葉青汁を飲み**（169ページ参照）、**料理で使う油をすべてオリーブオイルにする**（162ページ参照）と、茶碗半分のご飯を食べても、食後高血糖がほとんど起こらないことが確認できました。

こうして、昼と夜については、自分にちょうどいい量のご飯を食べてもらえばいいとして、朝はやはりたくさんのサラダをとるようアドバイスしました。それにより朝は糖質をカットできるし、セカンドミール効果も期待できたからです。

このように自分に合った**ゆる糖質オフ**を続けてもらった結果、ヘモグロビンA1cは当初の5・9から3カ月で5・3に落ち着いています。

実証5　男性・55歳

カロリー制限をやめ朝にお腹いっぱいサラダを

この患者さんは歯科医師で、すでに他院で糖尿病と診断され2種類の薬を内服していました。しかし、ヘモグロビンA1cは7・8とコントロールが良好ではなく、治療に疑問を

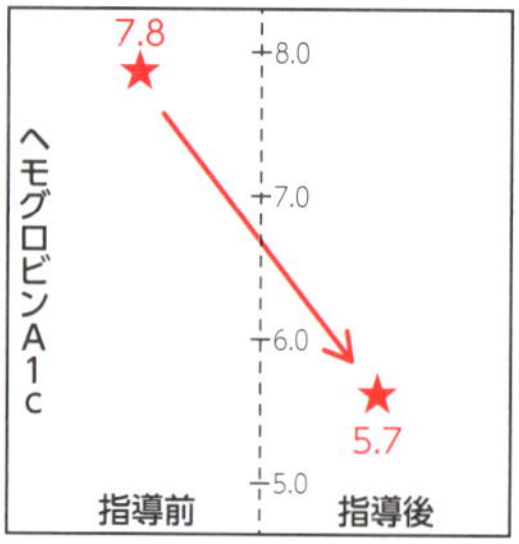

感じ、私のクリニックにやって来ました。
ひどい脂肪肝も抱えており、初診段階で肝臓のＡＳＴが１１６、ＡＬＴは１３２もありました。

【指導前の生活】

他院ではカロリー制限食を指導されていました。糖質については全カロリーの50〜60％程度をとってよいというガイドラインに準じた内容だったそうです（43ページ参照）。そして、空腹に苦しみながらもその内容を遵守する模範的な患者さんとして過ごしていました。
しかしながら、ときどき低血糖が起きたり、薬が増えてしまったりと、糖尿病がよくならないことから、自分でいろいろ調べ、糖質制限を希望されたのです。

【指導開始後】

私はまず、まずカロリー制限を忘れてもらいました。その上で、毎回の食事では「お腹いっぱいになること」を意識してもらいました。
具体的には、**朝には「お腹いっぱいのサラダ」を食べてもらうこと。**ときには、奥さんの協力を得て温野菜にしてもらうなどの工夫をしながら、満足するまでサラダを食べてもらいました。

昼は、歯科クリニックのスタッフと一緒に、外食したりお弁当を食べることが多いとのことで、**ご飯を減らして、その分、おかずを一品増やしてもらいました。**

夜は、他院での指導で禁止されていた大好きなお酒を解禁しました。その代わり**主食をなくし、奥さんの協力でさまざまなおかずをお酒とともに楽しんでもらいました。**

歯科クリニックのスタッフからは、以前と比べ食べる量もカロリーも増えたことで、糖尿病が悪化すると心配されていたようでした。

しかし、実際には顕著な改善が見られています。

ゆる糖質オフの指導を始めると同時に2種類の薬のうちの一つをやめてもらったにもかかわらず、7・8あったヘモグロビンA1cは1カ月で6・4に下がりました。

続いてもう一つの薬もやめてしまったのに、さらにヘモグロビンA1cは5・7と下がり、現在は、食後血糖値もゆる糖質オフのみでコントロールできています。

ゆる糖質オフを始めて3カ月後にはASTは98へ、ALTは81へと、脂肪肝も改善の兆しを見せています。体重も5キロ減って標準体重となりました。

こうした効果に、スタッフも奥さんも、とても驚かれているようです。

実証6　女性・40歳代

朝はサラダを基本に卵を加え
昼はご飯を増やしておやつをやめる

ＬＤＬ（悪玉）コレステロール値が２０６と非常に高かった患者さんです。肥満度を示す指針であるＢＭＩも33と肥満も抱えていました（ＢＭＩ＝［体重（kg）］÷［身長（m）の２乗］。日本肥満学会では、ＢＭＩ＝22の場合を標準体重とし、25以上の場合を肥満、18・5未満である場合を低体重としています）。

普通、ＬＤＬコレステロールがここまで高いと薬を使います。ただ、この患者さんは妊娠を望んでいて薬は飲みたくないとのことでした。

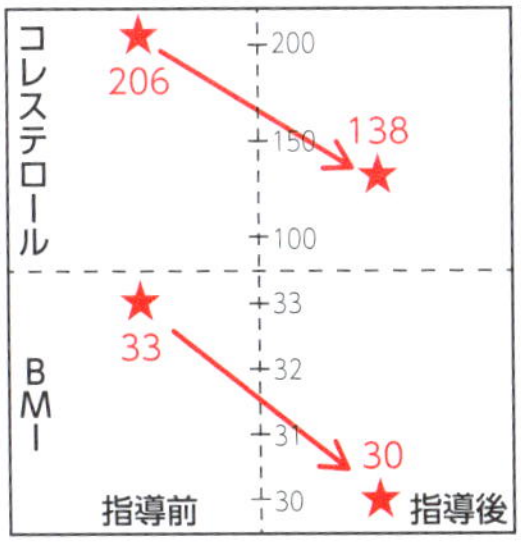

【指導前の生活】

これまでは、朝は食パンの６枚切りを２枚トーストにし、そのほか目玉焼きなどの卵料理を食べていました。

昼食は1人で自宅でとることが多く、前日の残りのおかずとご飯を食べていたようです。ただ、太っていることを気にして、主食のみを減らしていたため、お腹いっぱいになれませんでした。その結果、午後3〜4時頃に空腹に襲われ大福やチョコレート、煎餅などのおやつを食べていたとのことです。

夕食はおかずと茶碗1杯のご飯。そして、食後に夫と大好きなお酒を一緒に楽しんでいました。そのときに、ポテトチップスや柿の種などをつまみにしていたようです。

【指導開始後】

朝はサラダを基本として、お腹が満たされないのであれば卵料理などを加えてもらいました。どうしてもパンが食べたいときは、食パンの8枚切り1枚を限度とするよう約束してもらいました。

逆に、昼に関しては、これまで太っているからと茶碗半分に自制していたご飯を1杯までOKとしました。というのも、午後3〜4時頃のおやつをやめてもらうほうが重要だったのと、朝のサラダによるセカンドミール効果も期待できたからです。

夜は、主食と呼ばれる炭水化物は控えて、代わりに最初からおかずをつまみにお

酒を楽しんでもらいました。レシピ本を参考に、おつまみ風のおかずをいろいろつくったようです。

間食はナッツかチーズなどをすすめたものの、血糖値の乱高下がなくなってきたからか間食自体をしたいと思わなくなったとのことでした。

こうした**ゆる糖質オフ**を行った結果、間もなくやせ始め、BMIは30に、LDLコレステロールは138という正常値まで下がりました。現在もBMIは下がり続けており、LDLコレステロールも基準値に収まってくれています。

実証7　男性・69歳

毎食のご飯を昼だけに　夜は焼酎を解禁

狭心症でカテーテル治療（開胸せずに足の付け根から細い管を血管内に入れ、冠動脈の詰まりを広げる治療）を受けた経験を持つ患者さんです。他院で糖尿病の診断を受け、薬も飲んでいました。

初診時の血糖値が195、ヘモグロビンA1cは7・4も

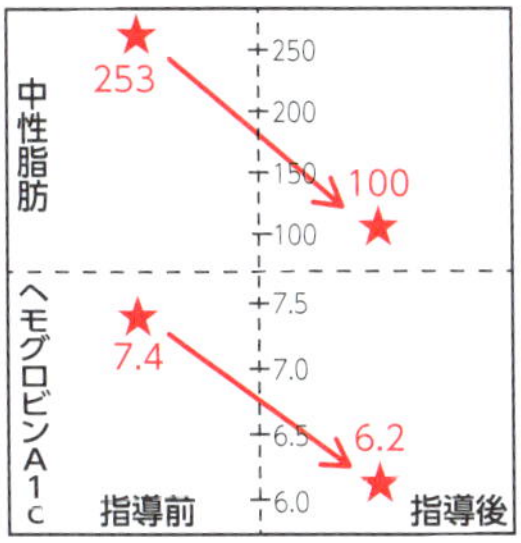

ありました。中性脂肪も253という高い数値です。

糖尿病による動脈硬化などの合併症を予防するための目標値としてしては、ヘモグロビンA1cは7未満に収めることが推奨されており、本人は、自分の状況が血管に与える悪い影響をよく理解していました。

【指導前の生活】

他院で、これまで何度もカロリー制限の指導を受けており、それを遵守していました。

一方で、血糖値を上げるのは糖質だという糖質制限の知識が不十分で、カロリーさえ抑えればいいと考えていたようです。

そのため、糖質についてはまったく無頓着で、毎食のご飯は欠かさず、1日の平均糖質量は200グラム程度となっていました。

お酒は大好きでしたが、糖尿病を指摘されてからは禁酒を命じられていました。間食も禁止されており、かなり我慢を重ねていたようです。

【指導開始後】

朝のいっぱいのサラダからスタート。昼に食べる茶碗1杯のご飯は変えず、そのままでOKとしました。**夜にはお酒を解禁。焼酎を楽しみつつお腹いっぱいになるまでおかずを食べてもらいました。**

すると、1カ月後にはすでに食後血糖値は正常値に入り、それをずっと維持。この時点で糖尿病の薬はすべて中止しました。さらに4カ月後には、中性脂肪は100に、ヘモグロビンA1cは6・2に改善されました。

また、夜がおかずのみとなり、白米を一緒に食べることがなくなったため、おかず自体の味付けが薄くなり、塩分の摂取量も減ったことにより、高血圧も徐々に改善。複数内服していた高血圧の薬も減量できています。

実証8　男性・44歳　食事と一緒のコーラをお茶におかずを増やしてご飯を減らす

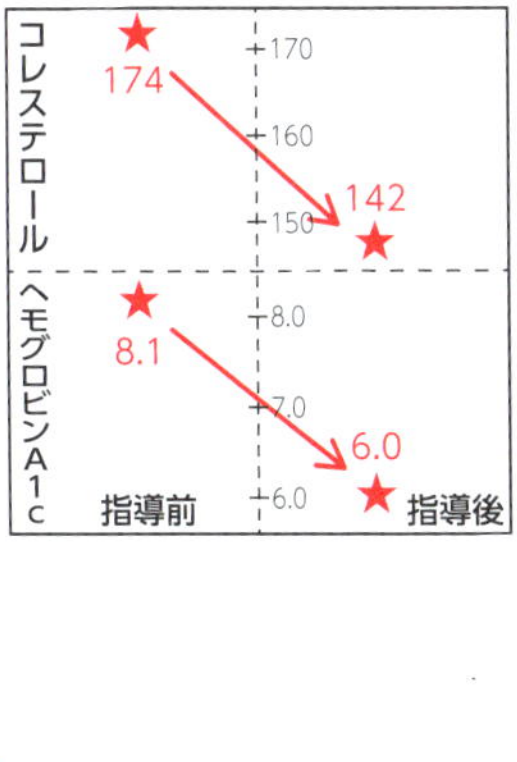

初診時には130キロを超えていた超肥満男性です。

ヘモグロビンA1cが8・1あって、すでに他院で処方された糖尿病の薬を飲んでいました。さらに、心臓の持病があるため、何としてもやせてもらいたく、**ゆる糖質オフ**に変えてもらいました。

【指導前の生活】

自宅でおにぎりをつくり、朝ご飯に二つ、昼にもお弁当として持っていって二つ食べていました。おかずはなく、まさに「ご飯のみ」食べるという状態です。

さらに、夜は、何らかのおかずで茶碗2杯のご飯を食べるという、明らかな超糖質オーバーの生活でした。

お酒はもともと飲まず、コーラなどの果糖ブドウ糖液糖（46ページ参照）が入ったものを食事と一緒にとるクセがついていました。

【指導開始後】

まず、**飲み物は、お茶もしくは純粋な炭酸水としました。**

朝たっぷりのサラダで始めることを提案すると、当初は「ご飯も食べたい」とのことで、おにぎり一つとサラダにしました。

ただ、それをやっているうちに糖尿病の検査数値が改善され、「もっと頑張ろう」という気持ちが出てきたようで、朝はたっぷりサラダのみとなりました。

昼は、おにぎり二つを一つにし、代わりにコンビニのレジ横にあるチキンやゆで卵など糖質の少ないものを加えてもらいました。

夜は、婚約者の協力がしっかり得られ、おかずを大量につくってもらい、**ご飯は茶碗1杯に収める**ことに成功しました。

ゆる糖質オフ開始後1カ月で著明な改善が見られたため、糖尿病の薬を減らしました。4カ月後の検査では、8・1あったヘモグロビンA1cが6・0へ、体重は約30キロも落ちました。LDL（悪玉）コレステロールは174から142へ下がっています。脂肪肝も改善され、ASTは85から40へ、ALTは148から47へと劇的に下がりました。持病の心臓の薬も半分の量に減らすことができています。

＊　＊　＊

ゆる糖質オフの効果を示す患者さんの事例は、まだまだたくさんありますが、キリがないのでこのくらいにしておきましょう。

注目してほしいのは、多くの患者さんにおいて、薬は用いなくてもゆる糖質オフだけで大きな改善が見られているということです。

また、どんな年代の人であっても変わりなく効果が得られています。

そのことから私は、よほどのことがない限り、指導法は変えず、先に紹介した基本のゆる糖質オフを取り入れてもらいます。

もちろん、その人なりに工夫をして構いません。ある患者さんは、仕事柄、夜は寿司屋などでの接待が多いので「朝のサラダは守って、昼もご飯はほとんど食べないようにする代わりに、夜は気にしない」という方法に変えました。

あなたも、自分の生活に合わせ、いろいろ微調整をしてください。大事なのは続けること。続けるためなら、ときにはさぼってもいいのです。

尿糖検査や体重チェックによって「効いてる」を確認しながら、ゆるーく、テキトー（適糖）にやっていきましょう。

第3章

全部私が実証、
食べていいもの
ダメなもの

この章では、具体的にどんな料理が血糖値を上げるのか、あるいは上げないのかについて検証していきます。

前半は、私自身が料理を実際に食べて、血糖値を測定した結果をもとにお伝えします。

測定には「リブレ」という医療機器を使っています（87ページ参照）。医療機器といっても大袈裟なものではありません。上腕部にパッチを貼っておくだけで、携帯電話サイズの機器と連動して簡単に血糖値が測定できる優れものです。

注目してほしいのは、食事をしたことによる血糖値の上がり具合です。 食前血糖値自体、その日の体調によって変わりますので、そこから上がり幅がどのくらいあるかをざっくりと把握してください。

もっとも、ここに紹介するのは限られた料理ですし、例えば「すき焼き」であっても、調理の仕方で違いは出てきます。だから、すべて、あなたに当てはまるわけではありません。

しかし、**あまり小さなことにとらわれず、大雑把に「なるほど、そういうことか」**

と感じ取ってもらえば結構です。

もし、納得できないものがあったり、「もっと、こういう料理について血糖値が上がるかどうか知りたい」という人は、87ページで説明した尿糖検査で確認してください。

検査紙に何ら変化がなければ、その料理は食べて大丈夫と考えていいでしょう。

後半は、料理ではなく食材や食べ方について、血糖値をできるだけ上げない上手な選び方や食事法を示しておきました。

本来であれば、こちらも私が血糖値を測定すればいいのですが、例えば「マヨネーズ」や「さきいか」について、それだけを食事として口にするということはありませんので、参考にしにくいと判断しました。

ただ、後半で述べていることも、すべて私の経験から判断しています。

私が使っているリブレは、常時測定可能なため、絶えず自分の血糖値の変化を把握しています。それによって、細かい食材が血糖値に与える影響が、かなり分かってきましたので、一例を紹介しておきました。

PART 1

測定記録①

おにぎり

まさに「糖質爆弾」

血糖値

食前92㎎/dLから食後1時間で213㎎/dLへ

これまでも何度か触れてきたように、おにぎりは大きく血糖値を上げます。

しかも、このとき私が食べたのはたったの1個。コンビニに売られている、シャケなどが具に入っているごく普通のおにぎりです。2個食べていたら、血糖値はもっと上がったかもしれません。

昼時のコンビニでは、おにぎり2個を買っている人をよく見かけます。それにスイーツをプラスしている人もいます。

私の提言しているゆる糖質オフは、昼食は自由です。しかし、できれば**「おにぎり2個」は避けたいところ。**1個にしておいて、サラダチキン（129ページ参照）やゆで卵などを加えるようにするといいでしょう。

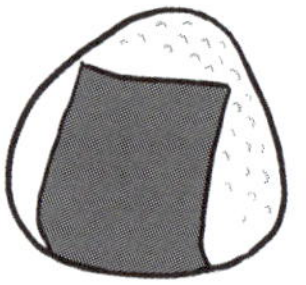

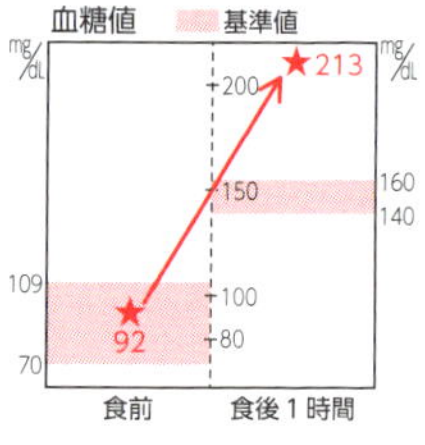

測定記録②

しゃぶしゃぶ

まったく問題なしの優良メニュー

血糖値 食前82㎎／dLから食後1時間で92㎎／dLへ

しゃぶしゃぶだけでお腹がいっぱいになるまで食べました。おそらく、肉は200g以上あったでしょう。そのほか、豆腐、ネギや白菜といった野菜、シイタケも食べました。

それでも、血糖値はわずか10しか上がっていません。

加えて、野菜やキノコ類に含まれる食物繊維もたくさんとれます。**しゃぶしゃぶはゆる糖質オフとして完璧ともいえる料理です。**

このときは「とんしゃぶ」でしたが、牛肉でも血糖値はほぼ上がりません。

また、この結果から類推すると、水炊き（鶏肉中心の鍋料理）も優良メニューと考えていいと思います。

いずれにしても、**締めのうどんや雑炊などはやめておきましょう。**

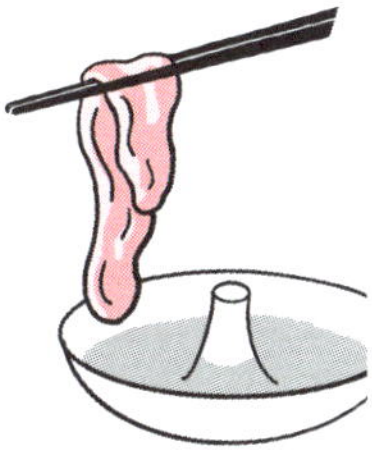

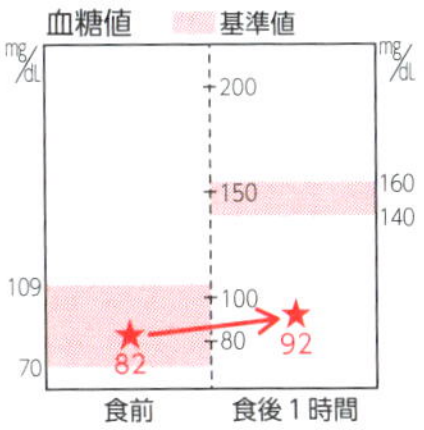

測定記録③

すき焼き

砂糖で味付けしているのに案外大丈夫

血糖値
食前82mg／dLから食後1時間で112mg／dLへ

お店で割り下をつくるのを見ていると、かなりの砂糖やみりんを入れています。

「これは相当に血糖値が上がるだろう」

そう覚悟していたのに、実際には意外な結果でした。

もしかしたら、生卵をつけたときに、ある程度、食材の表面に残っている砂糖が洗われてしまうのかもしれません。

すき焼きは「食べてOK」ですが、しゃぶしゃぶ同様、締めのうどんなどは避けてください。甘い煮汁をたっぷり吸い込んだ炭水化物は最悪です。

麩を入れる人も多いと思いますが、これもデンプン質ですからやめましょう。

肉、ネギや春菊といった野菜、しらたき、豆腐はどれも安心して食べてください。

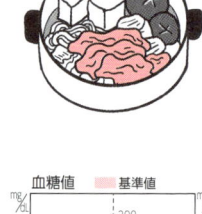

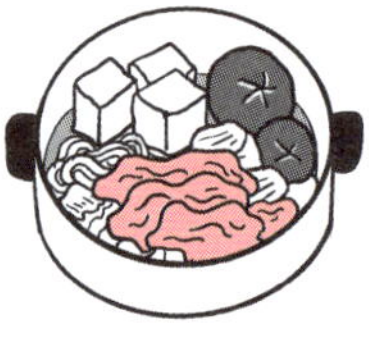

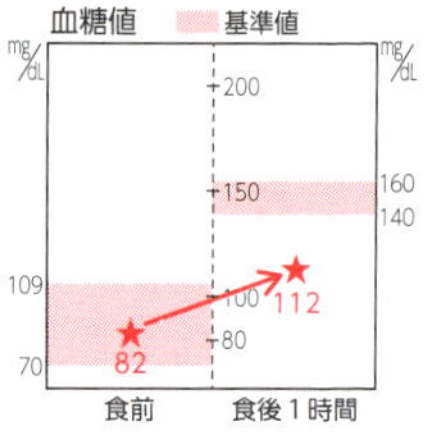

測定記録④

焼き肉

血糖値の心配はなし、焦げに気をつけて

血糖値
食前88mg／dLから食後1時間で108mg／dLへ

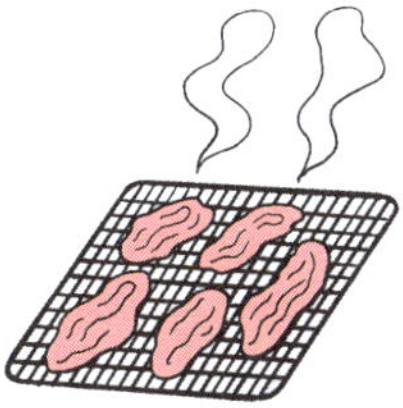

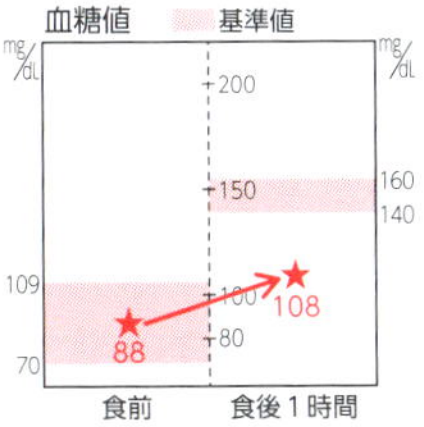

大人も子どもも焼き肉が大好きですね。私自身もよく焼き肉店に行きますし、自宅で焼き肉パーティーを行うこともあります。

焼き肉のタレは糖分が結構入っています。ですから塩味のほうが理想的とは思いますが、血糖値の測定結果を見ると「気にしなくていい」レベルです。この日も私は、タレをつけた肉をずいぶん食べました。

むしろ、焼き肉で気をつけてほしいのが「焦げ」です。焦げた食べ物にはＡＧＥという老化のもととなる物質がとても多く含まれます。食品に含まれるＡＧＥが人間に対して毒性を示すという明らかな研究はありませんが、あまり焦げない程度にさっと焼いて食べるのがいいでしょう。**肉ばかりでは食物繊維が不足しますから、サラダなどの野菜も一緒にたくさん食べてください。**

測定記録⑤

焼き鳥

塩でもタレでも大丈夫

血糖値

食前84mg／dLから食後1時間で96mg／dLへ

焼き鳥は、しゃぶしゃぶと並ぶ優良メニューです。

この日、私は塩・タレ混ぜて9本の焼き鳥を食べました。結果、血糖値は12しか上がっていません。おそらく、20本食べたとしてもたいして上がらないでしょう。

ただし、スーパーで売られている焼き鳥には、ねっとりと固形化したタレがたっぷりからまっているものがあります。このタレは、少し落として食べるくらいがいいでしょう。

仕事帰りに一杯やるなら、そば屋ではなく焼き鳥屋を選びましょう。肉の部位に関係なく食べて大丈夫です。できれば、アスパラ巻き、オクラ巻き、シイタケなど野菜も混ぜてください。

お茶漬けや焼きおにぎりなども、おそらくメニューにあるでしょうが、注文せずにおきましょう。

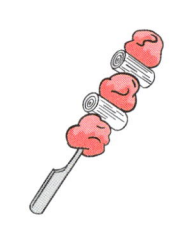

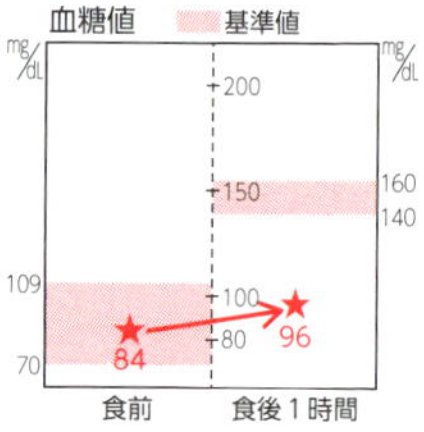

測定記録⑥

串揚げ

自宅で揚げるならオリーブオイルで

血糖値

食前82mg／dLから食後1時間で122mg／dLへ

自宅で調理された串揚げを10本食べました。具は、肉、魚、野菜などいろいろですが、イモ類など炭水化物系のものは入れてありません。

食前と比べて、血糖値は40上がりました。それでも122ですから許容範囲です。揚げ物が血糖値を上げるのは油のせいではありません。衣に使っているパン粉や小麦粉の糖質によるのです。

ですから、大事なのは衣を厚くしないことです。プロが調理する外食での串揚げは、どれも衣が薄いので、**具に炭水化物を選ばなければ血糖値については心配いらないでしょう。**

なお、家で調理をするなら、揚げ油にはオリーブオイルを使いましょう。その理由は4章（162ページ）で詳しく述べます。

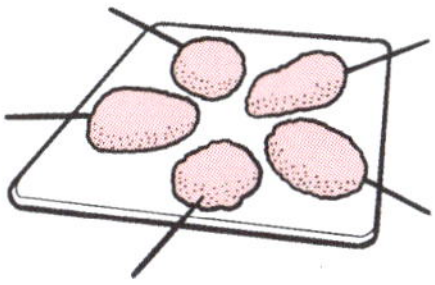

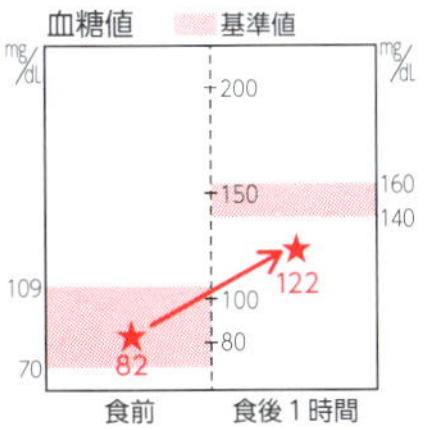

測定記録⑦

天ぷら

衣を薄くすることでクリアできる

血糖値 食前88mg/dLから食後1時間で120mg/dLへ

自宅で調理した天ぷらを食べたときの結果です。エビ、魚、イカ、野菜類といった専門店の1人前に当たる分量を食べました。調理にはオリーブオイルを使っています。

衣を薄めにしたためか、血糖値の上昇は32で済みました。

衣は小麦粉ですから、厚くつければ血糖値を上昇させます。だから、天ぷらでは、できれば「かき揚げ」は避けましょう。かき揚げは、細かい具の間に衣がたっぷり入り込みます。立ち食いそば屋の天ぷらのように、わざと衣を大きくしてあるものもNGです。

締めの天丼や天茶漬けもやめておきましょう。

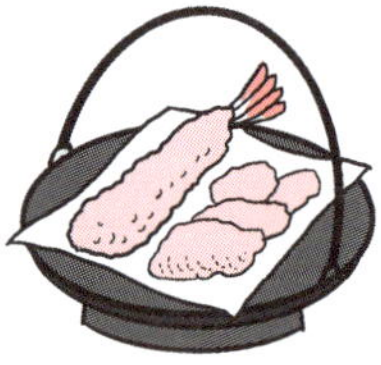

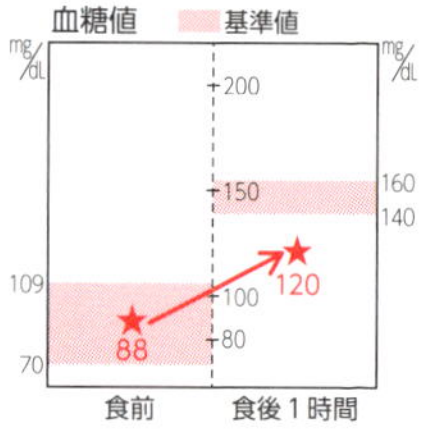

測定記録⑧

中華料理

とろみと塩分が危険

血糖値 **食前84㎎／dLから食後1時間で176㎎／dLへ**

自宅で、中華風チキン南蛮と酢豚を食べた結果です。ちなみにわざとチキン南蛮は甘酢ダレたっぷり、酢豚も同様にタレたっぷりでいただきました。

中華料理店で食べるにしろ、市販の「中華のもと」を使って自宅でつくるにしろ、**とろみに含まれる糖質が結構、血糖値を上げます。**また、チキン南蛮のタレのような砂糖を多く使った味付けも注意が必要。今回の血糖値の上昇は、こうしたことが原因と思われます。

また、塩分が多く、化学調味料が多用されているのも気になるところです。

ただ、中華料理は野菜もたっぷり使われていて、バランスのいい料理といえます。肉と野菜の炒め物、麻婆豆腐や麻婆ナスなどの中華風のおかずは、素材自体は悪くありません。**調味料やとろみを少なめに、**自宅で楽しむのが安全でしょう。なお、餃子や春巻き、シュウマイなど点心類は、炭水化物と考えてください。いずれの皮も小麦粉が原料です。

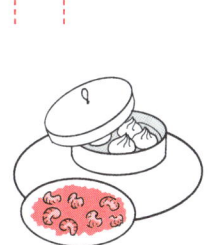

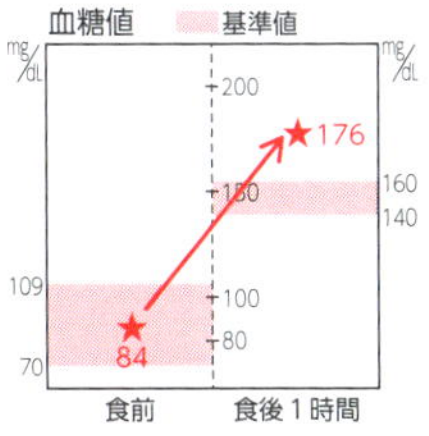

測定記録⑨

おでん

ネタによって血糖値は激変

血糖値

食前90㎎／dLから食後1時間で98㎎／dLへ

この数値は、大根と卵、こんにゃく、がんも、牛すじを食べた結果です。

おでんは、どのネタを選ぶかによって優良メニューにも最悪メニューにもなります。

おでんネタは血糖値を上げるものと上げないものにきれいに分かれるのです。

おすすめは、豆腐、卵、大根、こんにゃく、昆布、がんもどきなど。やめておいたほうがいいのは、さつま揚げ、はんぺんといった練り物類です。練り物にはつなぎとして小麦粉類が多く使われているためです。

なかでもとくにダメなのがちくわぶ。あれは小麦粉を練り固めただけのものです。

一方、がんもどきは練り物の仲間のように見えて、主材料は豆腐。だから、ほとんど血糖値を上げません。

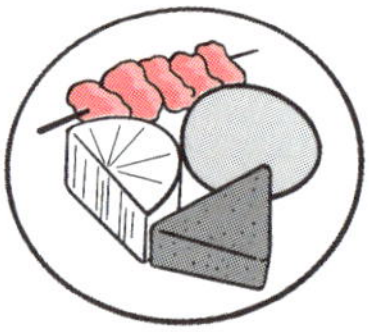

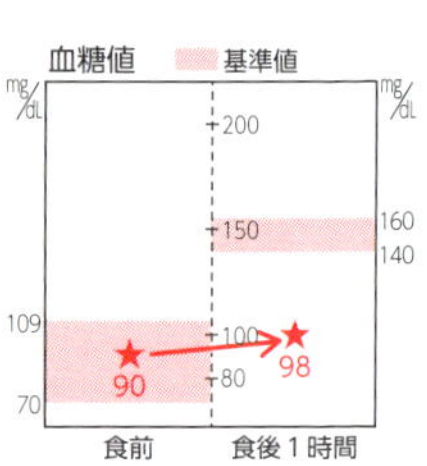

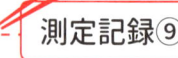

測定記録⑩

にぎり寿司

シャリ少なめがポイント

血糖値 食前82㎎／dLから食後1時間で132㎎／dLへ

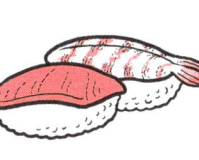

行きつけの寿司屋でにぎり1人前（10貫）を食べた結果です。ただし、私はいつも「シャリ少なめで」というリクエストを出しており、今回もそうしました。シャリが大きいものを食べれば、今回の測定結果よりもはるかに高くなると思われます。

ただし、**酢飯は酢の効果によって**（164ページ参照）、**普通のご飯よりも血糖値が上がりにくくなっています。**ある寿司屋では、にぎりやチラシのほかに海鮮丼も出しており、それには酢飯でなく普通の白米を使っているとのことでした。私がこの店で海鮮丼を1人前食べてみたところ、食前90だった血糖値は1時間後に230まで上昇しました。私にとって1人前とはいえないもので、そもそもご飯の量が多すぎるのです。

こういうケースでは、白いご飯を使った海鮮丼よりは酢飯を使ったチラシ寿司が、それよりさらにシャリを少なめにしてもらったにぎり寿司がいいということになります。

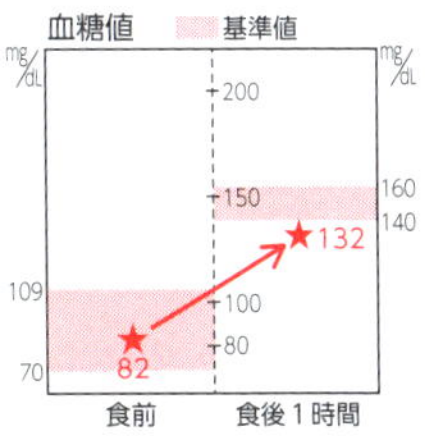

測定記録⑪

パスタ

オリーブオイルたっぷりがおすすめ

血糖値 食前80㎎／dLから食後1時間で132㎎／dLへ

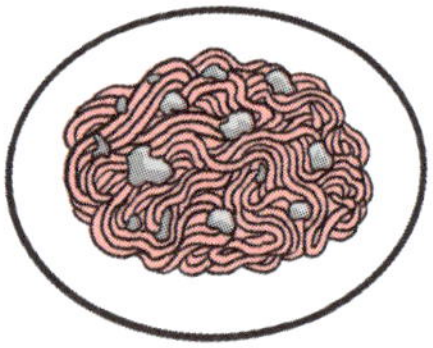

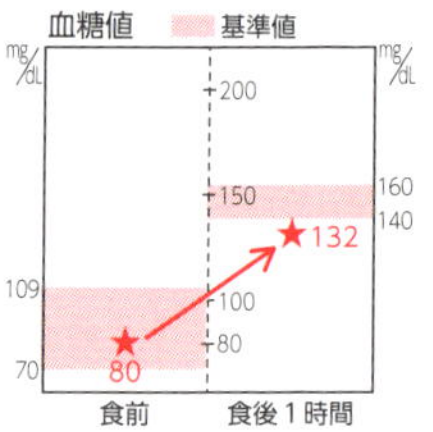

パスタ専門店では、パスタがメイン。せいぜい小さなサラダがつくくらいです。そのため、炭水化物に偏った食べ方になります。

ただ、同僚と連れだったランチで「パスタだけ食べる」ということもあるでしょう。そのときには、**なるべくオリーブオイルたっぷりのものを選んでください。パスタをオリーブオイルでコーティングすることで、糖質の吸収が抑えられるからです。**

ちなみに、この数値はオリーブオイルたっぷりのペペロンチーノを食べたときのものです。

さっぱりした和風パスタだと、もっと上がるのではないかと思います。

「さっぱり」は健康的ではありません。**問題はカロリーではなく糖質にあるということを忘れないでください。**

測定記録⑫

ポテトサラダ

サラダではないと心得よ

血糖値 食前90㎎／dLから食後1時間で164㎎／dLへ

中年男性に多い誤解が「ポテトサラダを食べたから野菜はとれた」というもの。

確かに、分類上はジャガイモは野菜です。しかし、**根菜類は糖質含有量がとても多いので、ご飯や麺類と同様だと考えたほうがいいのです。**実際に、イモ類はたくさんの国において「主食」として食べられています。

イモ類がいかに血糖値を上げるかを理解してもらうために、今回、普段口にすることがないポテトサラダを空腹時に３００ｇ食べてみました。結果はご覧の通りです。朝食のたっぷりサラダを、よもやポテトサラダにしないでください。

当然のことながら、**フライドポテトも大きく血糖値を上げます。**とくにファストフード店のフライドポテトは油の質も良くないので、食べてはいけないものと思ってください。

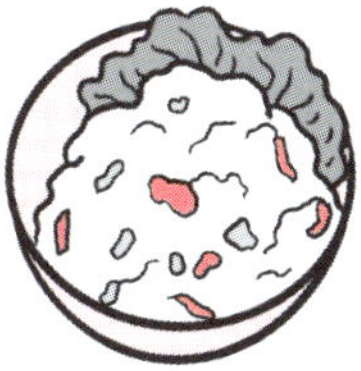

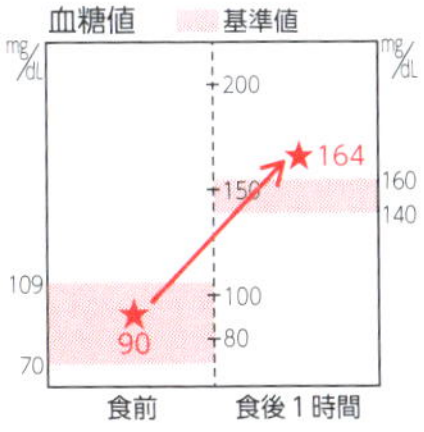

測定記録⑬

お好み焼き

粉ものは総じてNGと考える

血糖値

食前80㎎／dLから食後1時間で122㎎／dLへ

お好み焼きやたこ焼きなど、**いわゆる「粉もの」は血糖値を上げます。**

ただ、私が自宅でつくったお好み焼きは、思ったほどは上がりませんでした。理由は、粉を極力減らしてキャベツをたっぷり入れたからだと思います。

また、ソースは少しにして、マヨネーズ主体に味付けをしたのもよかったのでしょう（130ページで後述しますが、ソースは糖質たっぷりなのです）。

一方、外で食べるお好み焼きは、粉の分量がとても多いですし、粉が少ない広島焼きは麺が使われます。だから、やはり避けたほうがいい食べ物と考えてください。どうしてもというなら、私のようにキャベツたっぷりのものを自分でつくりましょう。

なお、女性に人気のパンケーキは絶対にNG。主な材料は小麦粉と砂糖。これを空腹状態で食べたら一気に血糖値は上昇します。

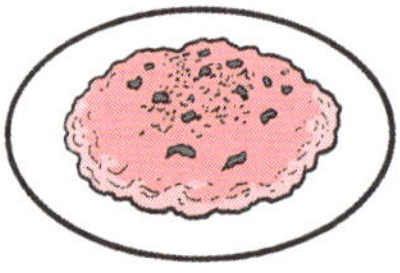

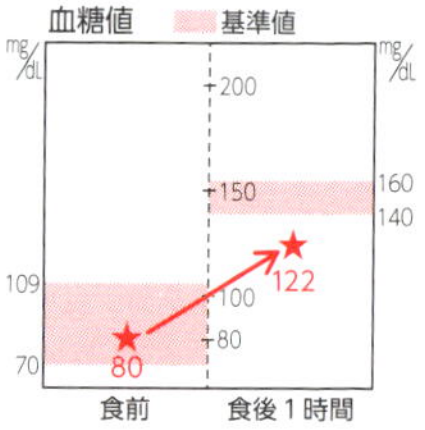

測定記録⑭

ビール

アルコールなら焼酎がおすすめ

血糖値 食前90㎎／dLから食後1時間で113㎎／dLへ

仕事を終えた後の夕食の席で、私は毎日、お酒を飲みます。３５０mLのビール1缶と、焼酎の炭酸割り数杯です。

この日はあえて実験的に、缶ビール1缶を飲んだ段階で血糖値を測定してみました。空腹時に飲んだせいもあるでしょうが、それなりに血糖値が上がっています。

実は、アルコールではビールと日本酒が最も血糖値を上げやすいのです。紹興酒などの醸造酒も血糖値が上がります。ただし、清涼飲料水などに比べたら問題は小さいので、さほど気にする必要はないでしょう。私自身、毎日ビールは1缶ならOKとしています。

一方、**焼酎はまったくと言っていいほど血糖値を上げません。**居酒屋で、焼き鳥や枝豆をつまみに焼酎を飲んでいる分には、血糖値の心配はほとんどありません。

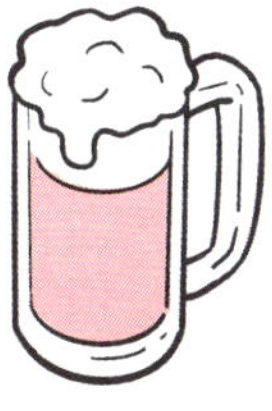

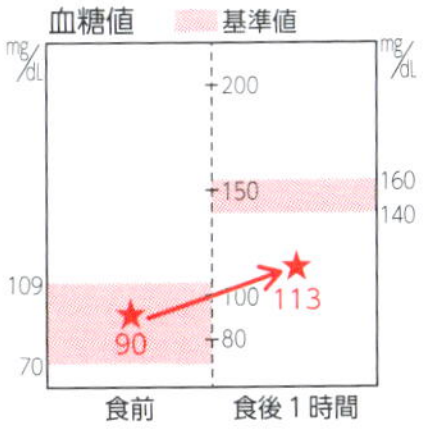

PART 2

豆腐、油揚げ、納豆は優れた食材

頭のいい食べ方①

大豆に多く含まれるイソフラボンは、インスリン抵抗性を改善し血糖値を下げることが分かっています。**豆腐、油揚げ、納豆といった大豆製品を積極的に食べましょう。**

私自身、毎日、大豆製品を食べています。豆腐は、冷や奴や湯豆腐だけでなくステーキにしてもおいしく食べられます。油揚げは、薄く切った豆腐を揚げたものですから、カロリーはそこそこありますが、糖質を含んでいないので血糖値は上がらないし太りません。もちろん、砂糖を使った煮物にすれば話は別。油揚げは煮物にせず、鍋やみそ汁の具にしたり、焼いて食べたりすることをすすめます。

なかでも私が好きなのは、厚みがある「栃尾の油揚げ」。焼いて醤油をかけるだけでもおいしいですし、ネギや納豆を挟んでもいけます。また、チーズを乗せて焼くとピザのようになります。

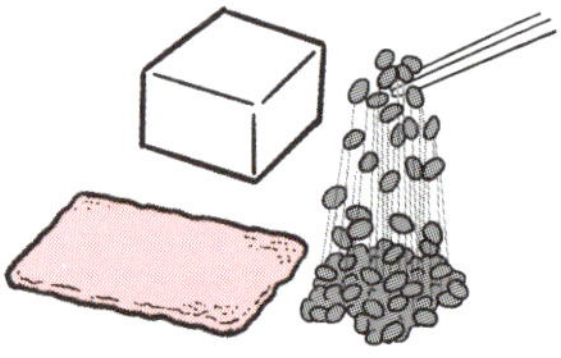

頭のいい食べ方②

コンビニのサラダチキンやサラダフィッシュは強い味方

4章で詳しく述べますが、**コンビニは使い方次第で強い味方にも、憎らしい敵にもなります。**味方は「チキン類」に多くいます。

一番いいのが「サラダチキン」。鶏の胸肉を加熱調理したものですが、衣もついていないためほとんど血糖値を上げません。これを一つ食べると結構お腹がいっぱいになります。おにぎりを2個買うのはやめて、1個はサラダチキンにするといいでしょう。

最近では、サラダチキンの魚バージョンであるサラダフィッシュというのも売られています。サラダチキンやサラダフィッシュをその名の通りサラダの上に乗せたり、糖質量を抑えているローソンのブランパン（現在ではロールパンタイプ以外にも食パンバージョンもあります）に挟んで食べるなどすると、バリエーションが増えて飽きがきません。

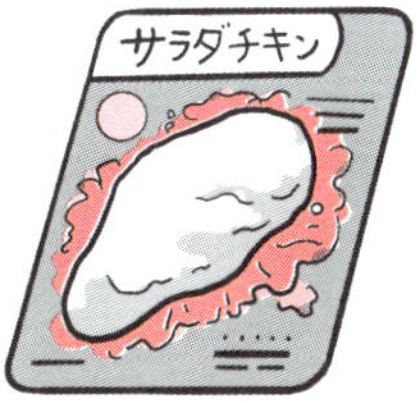

頭のいい食べ方③

マヨネーズを上手に使う

マヨネーズは、大方の予想に反してほとんど血糖値を上げません。肥満の原因にもなりません。

主要な材料が卵と油、酢で、糖質はほとんど含まれていないからです。タンパク質や脂質が血糖値を上げることはありません。

朝食のサラダも、マヨネーズをたっぷりかけると満足度が高くなるでしょう。

前述した「サラダチキン」や「サラダフィッシュ」も、マヨネーズをかけるとよりおいしく食べられます。**マヨネーズは多用していい食材です。**

一方、ソースはかなりの糖質が含まれており、とくにお好み焼きに使うような粘り気があって甘みの強いものは血糖値が上がります。ケチャップも同様です。

これまで、ソースやケチャップを使っていた場面で、なるべくマヨネーズを使うようにするといいでしょう。

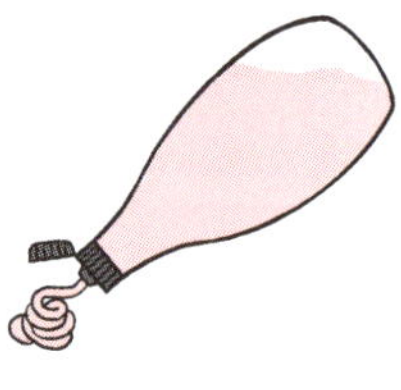

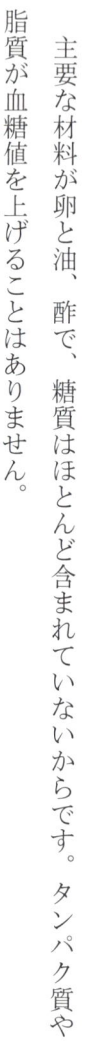

頭のいい食べ方④

コース料理は悪くない

フレンチのコース料理を食べても、血糖値はさほど上がりません。前菜、スープ、魚料理、肉料理と食べて、付け合わせのパンに手を出さなければ、ほとんど炭水化物をとらずに済みます。最後に出されるデザートは糖質ですが、すでに胃の中にいろいろ入っているために、吸収が遅くなりますから、大きな問題はありません。

一方、イタリアンのコースは、メイン料理の前にパスタが出てきてしまうのがやや難点です。この点、和食のコースもなかなかいい線をいっています。会席料理などでは、ご飯は最後に出てきます。これを残すようにすれば問題なし。むしろ、和食ではそばや丼物が危ないのです。

「コース料理は総カロリーが高いから血糖値が上がる」というのは思い違い。お酒を飲みながら大いに楽しんでください。

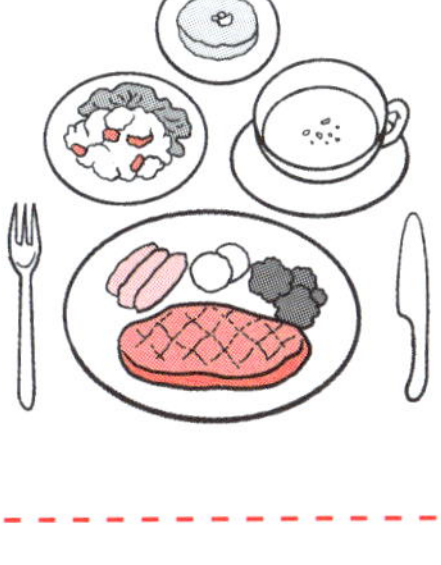

頭のいい食べ方⑤

立食パーティーでは「コーナー」を見分ける

立食パーティーやブッフェ形式の食事では、たいていの場合、冷たい前菜、温かいメイン料理、パスタやピラフといった炭水化物、デザートとコーナーが分かれています。

炭水化物やデザートのコーナーに近寄らなければ、あとはあまり細かく考える必要はありません。

例えば、メインの肉料理のプレートに添えるためのマッシュポテトが用意されていたなら、それもお皿に取って食べていいでしょう。肉だけすくい取るようなみっともないまねをする必要はありません。

こういう場で観察していると、太っている人は炭水化物を好んで食べています。「炭水化物よりもメインの料理を食べたほうが金銭的に得」ということは分かっていてもつい食べてしまうのは、糖質中毒にほかならないからです。

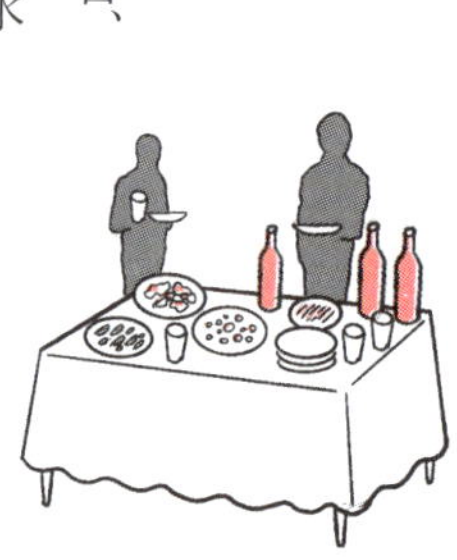

頭のいい食べ方⑥

弁当はご飯を半分残す

クライアントとの会議の席で出される仕出し弁当。

出張時に新幹線の中で食べる駅弁。

ビジネスパーソンは、望むと望まざるとにかかわらず、業者がつくった弁当を口にする機会が多いはずです。こういう弁当の「1人前分量」はあくまで業者が決めたもの。それを全部食べることはありません。

私自身、弁当を食べるときには、おかず中心にしてご飯は半分残すようにしています。それが自分にとっての糖質1人前であるからです。

弁当に限らず、定食屋においても同じことが言えますが、自分で選べるのならいろいろなおかずが入ったものにしましょう。そして、**自分の1人前を意識してご飯はなるべくその量までとし、あとは残しましょう。**

普段からこうした習慣を身につけていくことで、糖質中毒からの脱出が早まります。

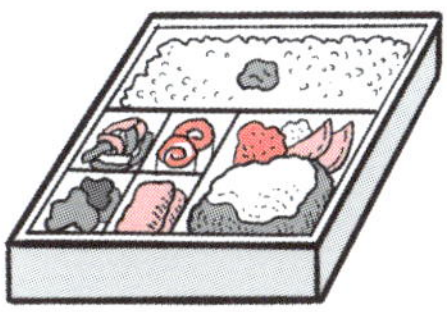

頭のいい食べ方⑦

ナッツはいいけど、カシューナッツはダメ

糖質制限を行うときに、ナッツは強い味方になってくれます。**ナッツは栄養価が高く糖質が少ない優良商品です。**小腹が空いたときのおやつや、お酒のつまみにナッツを活用してください。

ただし、勾玉（まがたま）のような形をしたカシューナッツだけは、血糖値を上げます。

カシューナッツをかんでいると甘みを感じると思うのですが、まさに糖質がたっぷり含まれている証拠です。ミックスされたナッツを購入してこれが入っていたら、より分けて食べないようにしてください。

おすすめは、アーモンド、クルミ、ピスタチオ、ヘーゼルナッツなど。こうしたものを単品で買って、自分でミックスするのもいいでしょう。

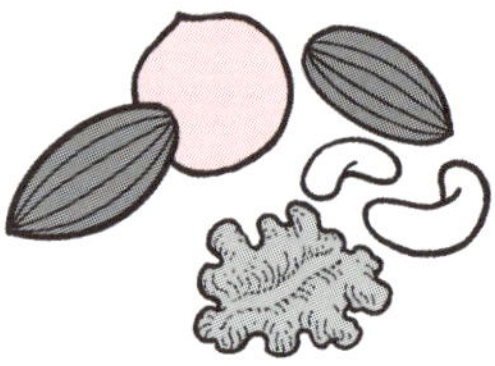

頭のいい食べ方⑧

スルメはいいけど、さきいかはダメ

干したするめいかをさいたものは、「あたりめ」とも呼ばれます。たいてい、お酒の友として食されますが、小腹が空いたときのおやつにもおすすめです。

糖質をほとんど含んでいないし、固いために何度もかむことになり、脳の満腹中枢を刺激して空腹感を満たすことができるからです。

ただし、加工された「(ソフト) さきいか」はダメです。ベージュ色でフワフワしたさきいかには味付けがされています。かなりの糖質が使われているのです。

私の患者さんに「これは食べていいんですよね」と、さきいかの袋を見せられ、慌てて訂正したこともあります。

繰り返します。スルメとさきいかはまったくの別物です。

さきいかに限らず、加工されている食品には注意が必要です。

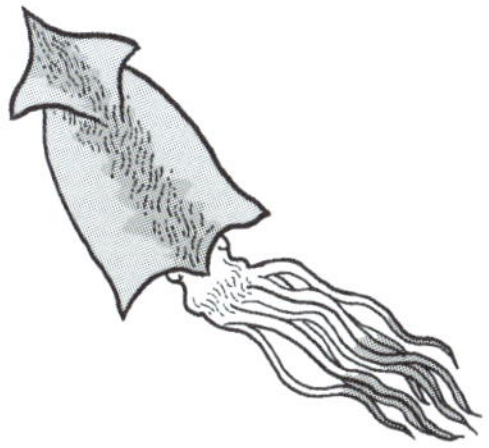

頭のいい食べ方⑨

チータラはいいけど、チーカマはダメ

良質のタンパク質が豊富なチーズ製品は、総じておすすめです。

今はナチュラルチーズもいろいろ種類があるので、飽きずにゆる糖質オフに活用できます。

プロセスチーズについては、加工するときの添加物を指摘する声もありますが、私はそこまで気にしなくていいと思っています。

今は糖質中毒から脱出することが第一です。

チーズを使ったおつまみもいろいろあります。「チータラ」という、チーズの両側を薄いタラで挟み、さきいかのように細く切った商品は食べてＯＫ。というのも、あれはさきいかとは違ってほとんどがチーズだからです。

一方で、「チーカマ」はおすすめできません。前述したように、かまぼこなどの練り物はつなぎに小麦粉類が多用されていることから糖質が多いのです。

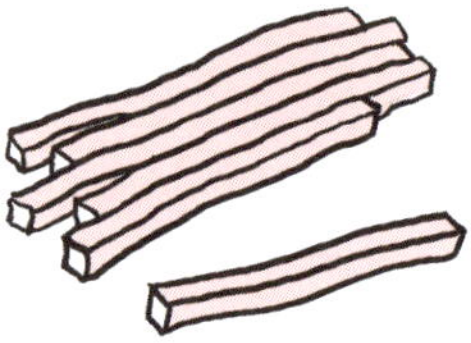

頭のいい食べ方⑩

コーヒーならデカフェを

コーヒーに含まれる抗酸化物質であるポリフェノールなどの成分に糖尿病を予防する効果があることが、さまざまな研究結果から明らかになっています。

ただし、カフェインはアドレナリンなどのホルモンの分泌を促し血糖値を上げます。また、カフェインは短期的にインスリンの働きを悪くすることも分かっています。

となると、**カフェインが含まれていないコーヒー（カフェインレスコーヒーとかデカフェと呼ばれるもの）を飲むのが一番いいということになります。**

もちろん、砂糖は入れずに、ブラックかミルクのみを加えて飲んでください。

缶コーヒーによくある「微糖」タイプもNGです。あれは、実際にはかなりの糖質が含まれています。

なお、人工甘味料も避けてほしいのですが、その理由は4章（165ページ）で詳しく述べましょう。

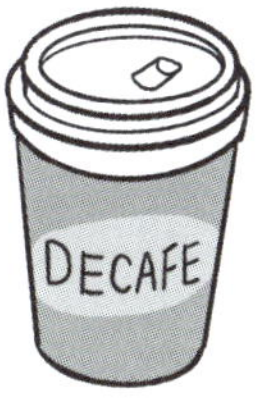

頭のいい食べ方⑪

出汁をとるならカツオで

カツオ出汁には、インスリンの分泌を促す効果があることが分かっています。

インスリンが出れば、食後血糖値の上昇が緩やかになります。

だから、血糖値を気にしている人にとって、「出汁をとるならカツオ節から」が合い言葉になるといえます。

鍋やみそ汁の出汁はもちろん、さまざまな料理にカツオ出汁を使いましょう。うどんやそばを食べるときは、なおさら出汁はカツオでとることをすすめます。

出汁をとるというと、何やら本格的で大変そうに思われるかもしれませんが、沸騰したお湯に削り節を加え数分煮てガーゼなどでこすだけです。今は、紙パックに小分けされた簡易タイプも売られているので、それを利用してもいいでしょう。

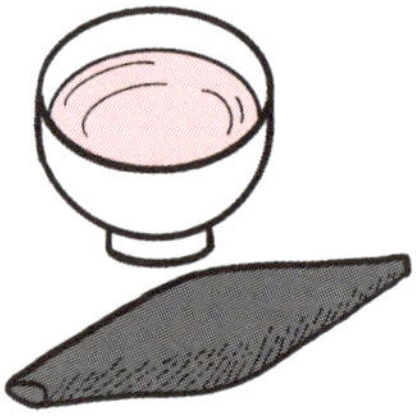

第4章

そうだったのか！「ゆる糖質オフ」で、もう糖質中毒とは完全決別

糖質中毒と決別する知恵❶

セカンドミール効果を活用する

カナダのトロント大学で教鞭を執っていたジェンキンス博士による**「セカンドミール効果」**という概念があります。

簡単に言えば、**朝一番でとった食事は、次の食事まで影響を及ぼす**というものです。

そのことを検証する実験が世界のあちこちで行われていますが、実際に、1日の最初の食事である朝食で糖質が少なく食物繊維が豊富なサラダなどのメニューを選ぶと、朝食後の血糖値の乱高下を抑えるだけでなく、その日の昼食に含まれる糖質による血糖値の乱高下までも抑えることが分かっているのです。

ですから、**私がすすめる朝にサラダたっぷりの食事をとれば、朝食後の血糖値が上がらないだけでなく、昼食にもいい影響を及ぼします。**

私の方法では「昼食はこれまで通り」ですから、ラーメンを食べる人もいるでしょう。同じように昼食にラーメンを食べても、朝食におかゆを食べていたのとサラダを食べていたのでは、血糖値の上昇ぶりが違ってきます。

また、長時間食べ物を食べないでいると、インスリンを分泌する膵臓のβ細胞が「メモリー（記憶）」を失い、インスリンを分泌する機能を忘れると考えられています。

朝食のことを英語ではブレックファスト（breakfast）と言いますね。直訳するとfast（断食の期間）をbreak（断つ）するという意味です。このように、朝食は長く時間が空いた後に食べることが多く、膵臓のメモリー機能がより失われた状態での食事ということになります。

ということは、**朝食でたくさん糖質をとれば、より血糖値の乱高下が起きやすくなるわけです。**

さらに、朝になれば交感神経の活動が活発化し、活動できるようにアドレナリンやノルアドレナリン、コルチゾールなどのさまざまなホルモンが分泌されます。これらはすべて血糖値を上げる方向に働くものです。つまりは、人は1日の初めに活動のために自ら血糖値を上げ、エネルギーを体内でつくり出せるので、あえて糖質を積極的にとる必要はありません。

もちろん、朝食をしっかりとること自体はいいのですが、そのときに、昼と夜の食事に備えてセカンドミール効果を最大限に得ることができるよう、食物繊維たっぷりの野菜を朝からたっぷり摂取し、糖質は控えておくというのが理想的でしょう。

糖質中毒と決別する知恵❷

水溶性食物繊維をたっぷりとる

これまでも触れてきたように、糖質制限食でご飯の量を減らすと食物繊維が不足しがちになります。茶碗1杯のご飯には、およそ0・5gの食物繊維が含まれているからです。

単純にご飯の量を減らすだけだと便秘になってしまいますので、朝食にサラダをたっぷり食べることに加え、意識的に食物繊維をとるようにしましょう。

そのときに、できるだけ「水溶性」のものをとるようにしてください。**食物繊維には不溶性と水溶性がありますが、日本人は圧倒的に水溶性の摂取が不足していることが指摘されています。**

野菜などに含まれる食物繊維はほとんどが不溶性で、これらは便の量を増やすといった働きをします。一方、**水溶性は糖の吸収を抑えてくれる**ことが分かっています。どちらも重要なのですが、意識的にとるとなれば、不足していることが分かっている水溶性を優先すべきでしょう。

では、どんな食材に水溶性食物繊維が豊富に含まれているのでしょうか。

次ページにまとめましたのでご覧ください。

きのこや海藻に多いですね。いずれもちょっとネバネバしていますが、あのネバネバは溶けた繊維質です。

なお、後述しますが、酢にも糖の吸収を抑える効果があります。**もずくやわかめの酢**

●食物繊維の多い食材

★水溶性食物繊維

働　き	多く含まれる食品
・糖質の吸収をゆっくりにして、食後血糖値の上昇を穏やかにする ・コレステロールを吸着し体外に排泄する	海藻類（ひじき、わかめ、もずく など）、果物類（キウイ、バナナ、いちご など）、野菜類（ごぼう、オクラ、春菊 など）、きのこ類（エリンギ、なめこ、干しシイタケなど） 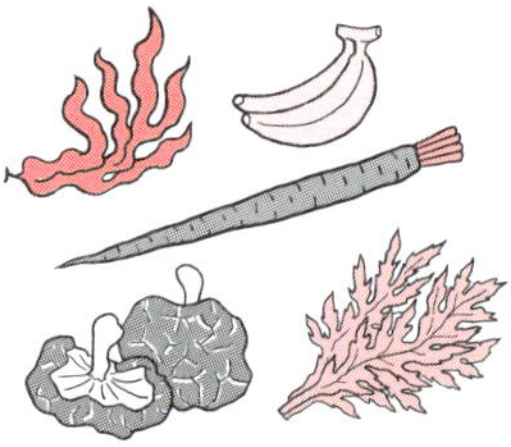

★不溶性食物繊維

働　き	多く含まれる食品
・水分を吸収して便のかたさを増やし、腸のぜん動運動を活発にして便通を促す ・発がん性物質など腸内の有害物質を吸着し、体外に排泄する	豆類、野菜、芋類、そば、木の実、ライ麦など精製されていない穀類 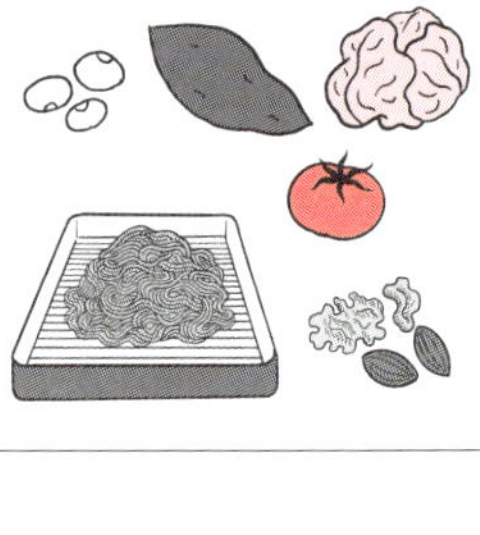

の物は、ダブルで効果が期待できます。

ちなみに、こんにゃくについて水溶性と思っている人が多いと思いますが、それは間違いです。原料のこんにゃく芋の段階では水溶性なのですが、加熱してこんにゃくをつくるときに不溶性に変化してしまうのです。

もちろん、不溶性でも摂取するに越したことはありません。

中毒と決別する知恵❸
糖質を食べる前に、タンパク質や脂質をとる

ご飯など糖質を食べるときには、その前にタンパク質や脂質をとっておくことで血糖値の上昇が抑えられます。

それには「インクレチン」という物質が深く関わっています。

インクレチンは、インスリンの分泌を促すことが分かっています。つまり、インクレチンが分泌されていれば、十分な量のインスリンが確保できるので食後血糖値が上がりにくくなります。

しかも、インクレチンは、血糖値が上がればインスリンの分泌を促すけれど、上がっていなければそれをしません。つまり、必要なときだけ働く「できるヤツ」なのです。

では、どうすればインクレチンが分泌されるかというと、何かを食べると出てきます。ということは、**先にタンパク質や脂質を食べてインクレチンを分泌させておき、それから糖質をとればいいのです。**糖質の摂取で血糖値が上がっても、それを察知したインクレチンがインスリンの分泌を促してくれるので、あまり高血糖にならずに抑えることができるからです。

同様に食物繊維も糖質の吸収を妨げます。

私は以前、そのことを確認するために、3日間かけて自分の体で実験しました。

1日目 もつ鍋（もつ200gのほか、キャベツ、ニラなどを入れたみそ味）

と白ワイングラス2杯を楽しみ、その後1時間してからプリンを食べ食後血糖値を測定。

2日目 アヒージョ（エビ5尾、タコ5切れ、エリンギ2片、マッシュルーム6個）とイカの刺身、アボカドとマグロをあえたものを麦茶とともに食し、その後1時間してからプリンを食べ食後血糖値を測定。

3日目 プリンだけを食べて食後血糖値を測定。

もつ鍋にはタンパク質や野菜の食物繊維がいっぱい含まれています。

アヒージョは脂質であるオリーブオイルたっぷりで、かつタンパク質やキノコの食物繊維も含まれます。

一方、プリンは糖質の塊です。

この結果は次ページの通りです。プリンだけだと血糖値は２００mg／dL近くまで上がるのに、もつ鍋やアヒージョを食べておけば、ずいぶん血糖値の上昇が抑えられているのが分かるでしょう。

●食後血糖値　食べる順番を変えて

1日目　もつ鍋＋白ワイン＋プリン

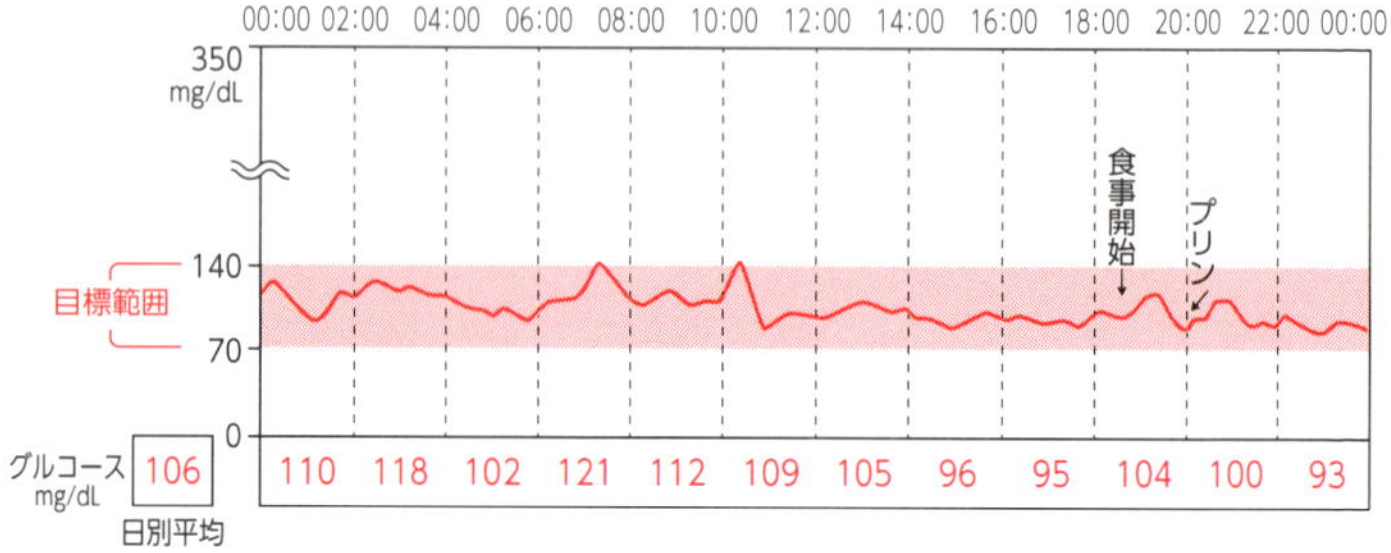

2日目　アヒージョ＋プリン

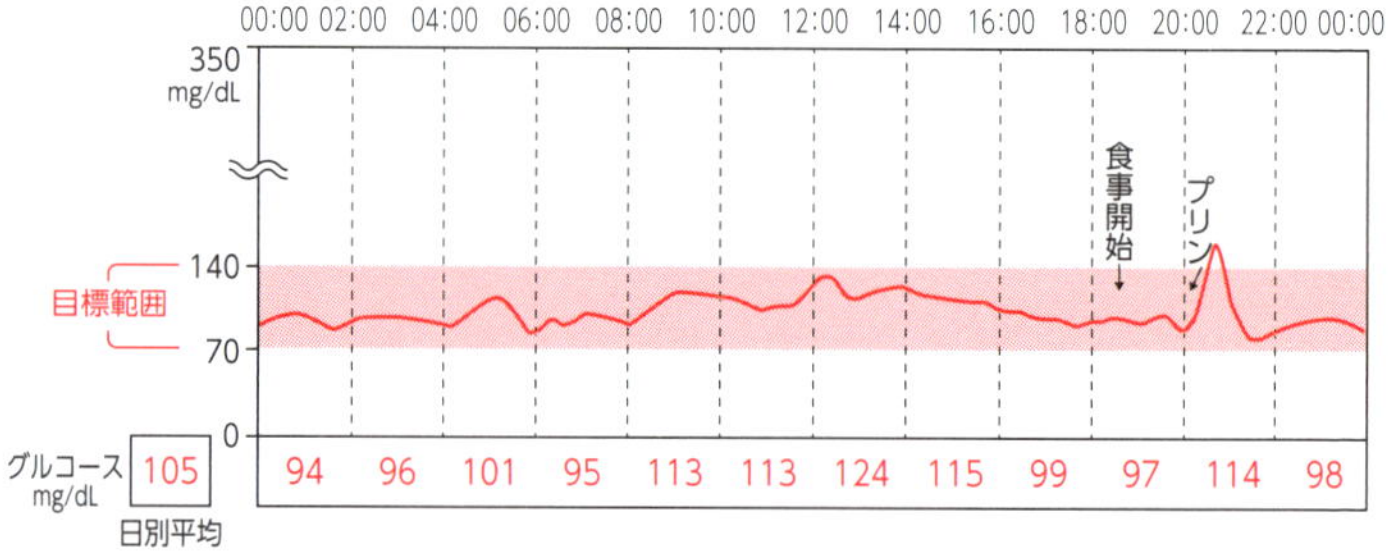

3日目　プリンだけ

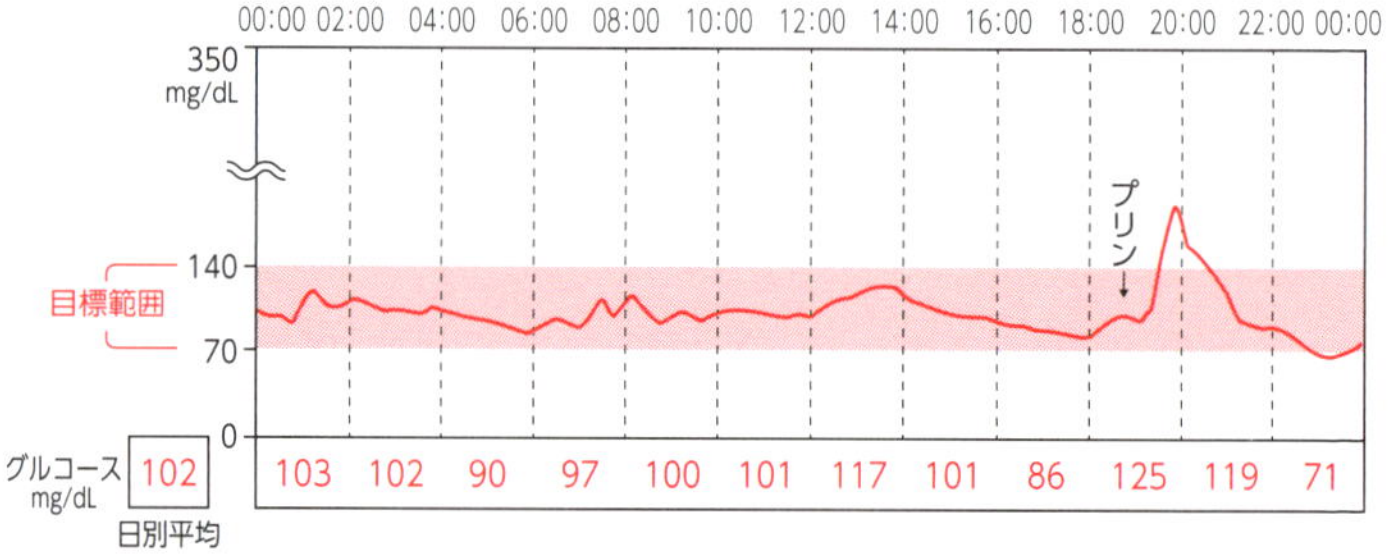

また、アルコールは血糖値を上げないということも、この実験で確認できました。

いくら体に良くないと分かっていても、プリンのようなお菓子を、「食べたくてたまらない」という人もいるでしょう。とくにお酒を飲まない人にとって、甘い物は楽しみです。

そうした人に「食べるな」とは言いたくありません。でも、食べ方には気をつけてください。ほかのものを食べた後で、デザートとしてとるのが正解。間違っても「空腹状態で一番に糖質」はやめましょう。

糖質中毒と決別する知恵❹
GIよりもGLが大事

GI（グリセミックインデックス＝血糖指数）という言葉をご存じでしょうか。その食品を一定量食べたときに、どれだけ血糖値を上げるかについて示す数値です。

例えば、白米と玄米を比べると、白米のＧＩ値は73、玄米は68です。単純にみるとＧＩ値の低い玄米は白米よりも血糖値は上がりにくいということになります。

一時期、健康を気にする人たちから、「とにかくＧＩの低いものを食べればいいんだ」と、まるで「ＧＩ信仰」とでもいうような間違ったもてはやされ方をしました。

しかし、これはあくまでも一定量についての数値であって、「同量なら」という〝ただし書き〟がつきます。白米１杯と玄米２杯で比べることはできません。

玄米だろうと、あくまで炭水化物。白米よりも血糖値の上昇は穏やかだとしても、たくさん食べればそれだけブドウ糖が産出され、体はそれを１００％吸収します。

そばとうどんにも同様のことがいえます。ＧＩ値が高いうどんを１杯食べるよりも、ＧＩ値が低いざるそば２枚食べたほうが問題は大きいのです。

そこで、**今はＧＩよりも、量に着目したＧＬ（グリセミックロード）を重視するようになっています。**

ＧＬは、以下の式で求められます。

ＧＬ＝ＧＩ×その食品に含まれる糖質量÷１００

次ページに主な食材（食品）のＧＩ値とＧＬ値を表にしました（一般的に、高ＧＩは70以上、中ＧＩは56～69、低ＧＩは55以下とされ、高ＧＬは20以上、中ＧＬは11～19、低ＧＬは10以下とされています）。

ここから言えることは、やはり多くの量をとれば、主食とされる穀物において玄米や全粒粉のパンに置き換えたところで、ＧＬは大きくなってしまいます。玄米でさえも茶碗半分でようやくＧＬは中程度となります。玄米だからといって白米と同じ量を食べても大丈夫というのはＧＬから見ると間違いと言えます。

食パンについては、一般的に皆さんは6枚切りが多いと思います。しかし、6枚切りは明らかに多すぎです。8枚切りでようやくＧＬが15ですから、なんとか許容できるかどうかといったところです。私のクリニックでは、食パンは8枚切りを食べるように指導しています。

また、健康的な朝食のイメージがいまだにあるシリアルですが、コーンフレークで見て

●主な食材（食品）のＧＩ（グリセミックインデックス）と ＧＬ（グリセミックロード）

食材名	GI値	１食分の量	１食分の糖質量	GL値
		穀物類		
・米飯（精白米）	73	茶碗１杯150g	55g	40
・米飯（玄米）	68	茶碗１杯150g	54g	37
・食パン	75	６枚切り１枚60g	27g	20
・食パン	75	８枚切り１枚45g	20g	15
・全粒粉パン	74	６枚切り１枚60g	20g	15
・全粒粉パン	74	８枚切り１枚45g	15g	11
・うどん	55	１食250g	52g	29
・パスタ	49	１食100g（乾）	69g	34
・コーンフレーク	81	１食40g	36g	29
・そば	46	１食170g	47g	22
・パンケーキ	66	１食120g	53g	35
		果物類		
・スイカ	76	１食150g	８g	6
・メロン	70	１食150g	７g	5
・りんご	36	１食1/4個	８g	3
		飲み物		
・牛乳	39	１杯210g	10g	4
・炭酸ジュース	59	１缶350ml	41g	24
・コカコーラ	63	１缶350ml	40g	25
・ビール	66	１缶350ml	11g	7
・赤ワイン	32	１杯100ml	1.5g	0
・白ワイン	32	１杯100ml	２g	1
・日本酒	35	１合180ml	８g	2
		菓子類		
・煎餅	87	１食４枚30g	25g	22
・ポテトチップス	56	１袋85g	46g	26
・板チョコ	40	１枚50g	26g	10
・アイスクリーム	51	１個100g	22g	11
・カカオ86％チョコ	18	個装10個50g	10g	2

＊『Atkinson FS, Foster-Powell K, Brand-Miller JC (2008) International Tables of Glycemic Index and Glycemic Load Values: 2008. Diabetes Care 31: 2281-2283』およびシドニー大学「http://www.glycemicindex.com/index.php」を参考に筆者作成。

＊GI値は、調理法や食べ合わせ等により前後するため、表ではその食材、料理の代表的な数値を示しています。

みるとＧＬ29とかなり高値です。とても健康的なものとは言えません。同様に、健康的なイメージの強いそばも１食分食べればＧＬ22です。こちらも多すぎることが分かります。

主食とされるこれらのものは、一般的に提供される１人前はＧＬから見ればどれにおいても１人前をはるかに超えているものであることが分かります。

逆に、フルーツについてはＧＩが高いものが多いですが、１食分の量が少ないためＧＬは低いものとなっています。食後に少量を時折楽しむことはよいと思いますが、食べすぎは果糖の問題もあるので禁物です。

飲み物については、アルコールは食事とともに楽しむものとしてＧＬはおおむね低いものとなっています。なお、焼酎やブランデーなどの蒸留酒は糖質がゼロですので、ＧＩもＧＬもゼロです。

おやつについては、やはり原料が炭水化物そのものであるものは、煎餅やポテトチップスのように少量でもＧＬは高いものとなります。チョコについては、通常のものでもそこまで高いＧＬではないのですが、やはりこれまでも言われているように高カカオのものはＧＬの点で見てもとても低く、チョコを食べるならカカオ含有量が多いものを選ぶほうが賢明です。

同じＧＩ値の食品でも、たくさん食べるほどＧＬは上がっていきます。

冷静に考えれば当たり前のことです。あなたが着目すべきはＧＩではありません。**できるだけ「ＧＬの低い食生活」を目指すべきなのです。**

糖質中毒と決別する知恵❺

食べ物の優先順位を考える

「コンビニで買うなら、おにぎりよりもレジ横ケース内のフランクフルトのほうがいいですよ」というとき、私の心はちょっと揺れます。ソーセージやハムなどの加工肉には、たいてい発がん性が確認されている発色剤「亜硝酸ナトリウム」が用いられていて、医者として胸を張ってすすめられるものではないからです。

ほかにも、糖質量は少ないけれど、保存料などの添加物が気になる食べ物はあります。コンビニのサラダや総菜にも、何かしら入っています。

しかし、**今は糖質中毒からの脱出が先決。**あれこれダメ出しをしていたら、うまくいくものもいかなくなってしまいます。

健康のためには、農薬や添加物をなるべく避けたほうがいいことは言うまでもありません。しかし、いくら健康意識が高いつもりでいても、無農薬でつくられたお米をたくさん食べて糖質中毒になっていては困るのです。

ですから、ほかの「気になること」は横に置いて、まずは糖質を減らすことに集中してください。

糖質中毒からの脱出に成功すれば、間違いなく体調がよくなります。そうすれば、おのずと体も敏感になり、おかしなものを受け付けなくなっていくでしょう。

そのときになって、じっくりいろいろ考えていけばＯＫ。欲張らずに糖質中毒からの脱出に的を絞りましょう。

糖質中毒と決別する知恵❻

ゆっくり食べて満腹二重奏を奏でる

私たちは「満腹だ」と感じれば食べるのをやめます。だから、この満腹サインを正しくキャッチできれば食べすぎてしまうことはありません。

では、満腹サインはどのように出されるのでしょう。

満腹を感じる要素の一つは単純に胃が膨れること。もう一つが血糖値の上昇です。

この二つがきれいに揃うのが理想です。

ところが、胃は結構、伸び縮みすることもあって、実際には本来食べるべき量を超えて

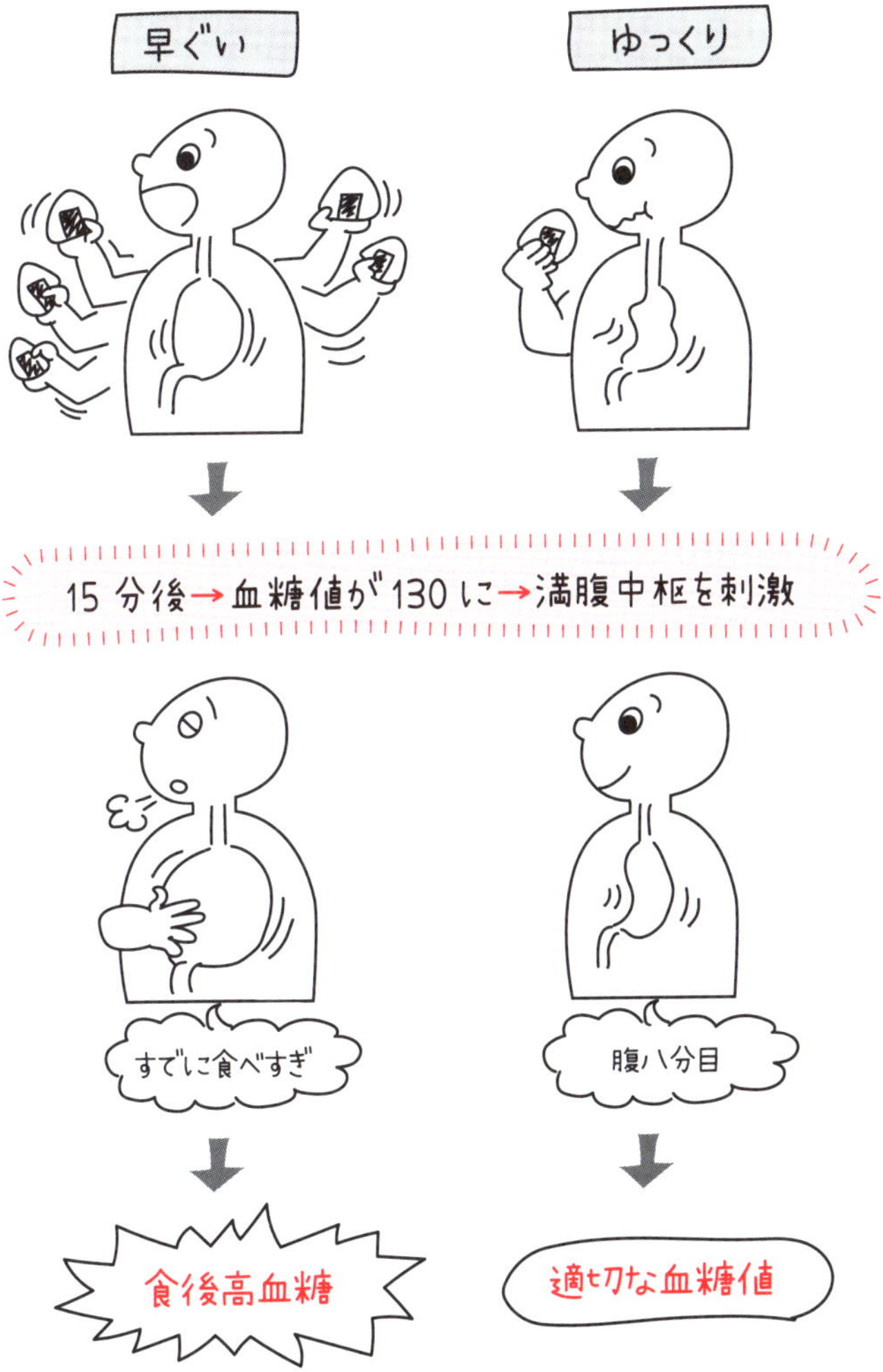

●早食いは血糖値の上昇が追いつかないので食べすぎる

しまう人が圧倒的です。食後に胃がもたれたり、ゲップが出たりするような状況は、明らかに食べすぎなのです。

よく「腹八分目」と言いますね。「少し足りないくらいでやめておく」ことが推奨されているわけですが、八分目のつもりでいて、ようやくちょうどいい（満腹の）量だと考えたほうがいいでしょう。そのくらい、普段から現代人は食べすぎています。

では、なぜ本来の胃の許容量以上に食べてしまうのか。血糖値の上昇がそれに伴わないからです。

血糖値が130くらいになると、満腹中枢が刺激されると言われています。

あなたのお昼ご飯を想定すると（つまり、糖質制限を意識しないメニューで想定すると）一口目を食べ始めてから15分くらいすると130あたりまで血糖値が上がっていきます。

だから、**ゆっくり食べていれば、料理は半分くらいしか食べていなくても満腹中枢が刺激され、「お腹がいっぱい」と感じるようになります。**

ところが、現代人は早食い。とくに昼時ともなれば、一口目からの15分後にはたいていすべて食べ終わっています。血糖値による「お腹いっぱい」を感じた頃には、ちょうどいい量を超えているわけです。

重ねて確認しておきます。昼ご飯を15分で食べ終えてしまうようなら、あなたの「お腹いっぱい」は明らかに食べすぎ。決して「ちょうどいい量を食べたから満足した」状態ではありません。

糖質中毒と決別する知恵❼
ドレッシングの「意外」を知る

私が提言している**ゆる糖質オフ**は、「朝のたっぷりサラダ」がポイントになります。

だから、サラダをおいしく食べ続けてもらうために、ドレッシングについてはうるさいことは言わないのだと前述しました。

ただ、「より体にいいものを選んだつもり」でその逆をやっている人も多いので、ここでドレッシングについて検討してみましょう。

次ページに代表的なドレッシングの糖質含有量を示しましたので見てください。健康的なイメージの強い「青じそノンオイルドレッシング」が意外に糖質を多く含んでいます。ごまも健康にいい食材とされていますが、ごまドレッシングには甘みが添加されているものが多いようです。

一方で、シーザードレッシングなどは、こってりしていて糖質量が多そうなイメージがあるものの、チーズが主な材料なので低糖質です。


意外だったのではありませんか？　いかにも健康によさそうなものより、マヨネーズのほうが低糖質なんですから。ただ、繰り返し述べますが、ドレッシングに含まれる糖質量はあまり気にする必要はありません。

試しに私が、たっぷりサラダ（３００g）にごまドレッシングをかけて食べてみましたが、血糖値はさほど上がりませんでした（食前血糖値88が99にアップしただけ）。

● ドレッシング15g（大さじ1杯；1食分）の糖質、カロリー、脂質

分類／メーカー	ドレッシング名	糖質(g)	カロリー(kcal)	脂質(g)
文部科学省食品成分表より	フレンチ	0.9	61	6.3
	和風	2.4	12	0
	ごま	3.2	54	3.9
	サウザンアイランド	1.4	62	6.2
	マヨネーズ　全卵型	0.7	105	11.3
	マヨネーズ　卵黄型	0.3	101	10.8
	マヨネーズ　低カロリー	0.5	42	4.2
キユーピー	和風	1.2	57	5.7
	シーザーサラダ	0.8	68	7
	1000アイランド	1.6	49	4.6
	深煎りごま	1.8	59	5.4
	黒酢たまねぎ	3.2	33	2.1
キユーピー（ノンオイル）	梅づくし	0.5	4	0
	和風たまねぎ	2.1	10	0
	ごまと香味野菜	1.7	12	0.3
リケン（ノンオイル）	青じそ	1.3	8	0
	中華ごま	2.3	13	0.1
	香ばしい胡麻	2	14	0.4
	こく仕立て和風	2.6	15	0.1
	玉ねぎいっぱいイタリアン	2.4	11	0
	熟成チーズのシーザーサラダ	1.3	10	0.2
ピエトロ	和風しょうゆ	1.5	72	7.2
	グリーン和風しょうゆ	2	29	2.1
	ライトタイプ和風しょうゆ	1.9	42	3.6
	レモンとたまねぎ	1.7	77	7.8
オーマイPLUS	和風たまねぎ（アマニ油入り）	2.1	36	2.9
	ごま（アマニ油入り）	3.1	48	3.7

ドレッシングの糖質量について気にしすぎれば種類が限られ、味の変化がなく飽きるので、毎朝たっぷりサラダをおいしく食べることを優先してください。

なお、一番理想的なドレッシングは、エキストラバージンオリーブオイルを用いたものでしょう。そのことについては次項で述べましょう。

糖質中毒と決別する知恵❽

油は2種類のオリーブオイルを使い分ける

前述したように、**肥満の原因はご飯など糖質のとりすぎであって、脂質が悪いのではありません。**

むしろ、脂質は糖の吸収を抑える働きをするので、積極的にとったほうがいいのです。

ただし、油は「酸化」に注意が必要。酸化した油は、体にとって毒ともいうべき物質となります。

油の酸化はいろいろな原因で起きますが、大きいのが空気に触れることと、熱を加えることです。

私は、料理に使う油について、生・加熱ともすべてオリーブオイルにすることをすすめています。

というのも**オリーブオイルには糖の吸収を抑える働きがある**ことが、すでに多くの研究で明らかになっています。だから、生のままサラダやカルパッチョ、そのほかいろいろな料理にかけて食べるとよいのです。

加えて、**オリーブオイルは加熱しても酸化しにくい**という特性もあります。サラダ油などのだいたいの植物性油は、140〜150度で酸化が始まります。ところが、オリーブオイルの場合、180〜210度まで大丈夫です。

揚げ物はもちろんのこと、炒め物に使う油もオリーブオイルにしておくと安心です。

一般的に売られているオリーブオイルを見てみると、その質によって「ピュア」「エキストラバージン」といった表示がなされています。より高品質なのはエキストラバージンですが、値段も張ります。

そこで、生で食べるときにはエキストラバージン、加熱用にはピュアを用いるといいでしょう。実際に、私の家でもそうしています。

糖質中毒と決別する知恵❾

酢を活用する

酢の成分である「酢酸」には、炭水化物を長く胃の中に留める作用があることが分かっています。胃の中に長くいるということは、糖質の消化・吸収が遅くなり、食後血糖値の急上昇が抑えられます。

だから、炭水化物を食べるときには、もずく酢などの酢の物を一緒に食べると効果的。

餃子や焼きそばに酢をかけるのも理にかなっています。

普段から、調味料として酢をもっと活用するといいでしょう。

ただし、「飲む」必要はないと思っています。健康にいいからと水や炭酸で割って酢を飲む人が、とくに女性に多くいます。しかし、酢の酸は歯を溶かすといった負の側面もあります。極端なことはしないで、毎日の食事に上手に使ってください。

糖質中毒と決別する知恵⑩
人工甘味料は使わない

「カロリーゼロ」「糖類ゼロ」などとうたわれた甘い飲食物には、砂糖に変わる甘味料が使われています。「ゼロ」という言葉にひかれ、「糖質制限食にはこうした甘味料を積極的に活用したらいい」という考えは捨ててください。

人工甘味料は大きく分けて二つに分類することができます。合成甘味料と糖アルコールです。合成甘味料は自然にはない甘み成分を人工的につくったもの（アステルパームやスクラロース、アセスルファムKなど）で、糖アルコールは自然に存在する甘味成分を人工的につくったもの（エリスリトール、キシリトール、ラクチトール、ソルビトールなど）です。

いずれにしても人工的につくられており、その多くが厚生労働省による摂取制限を課されています。それだけ、安全性の問題が残っているということです。

糖アルコールはエリスリトールを除いて多くが血糖値を上昇させますが、合成甘味料に関しては血糖値を上げません。そのため、糖質制限を行うには都合のいい甘味料と考えられていました。

しかし、今では**人工甘味料の習慣的な摂取は血糖コントロールに悪影響を与えると考えられています。**

その根拠は二つあります。

一つは、人工甘味料が腸内細菌叢《そう》（多種多様な腸内細菌の集まり）に変化をもたらし、血糖コントロールに異常を来すというもの。もう一つは、味覚への影響です。

本来、私たちは甘さを舌で感じるとそれに引き続いて血糖値が上昇するように条件づけられてきました。しかし、人工甘味料を使用すると、甘さを自覚した後に血糖値の上昇が起こらないために、その後の食物摂取の行動などに影響を与え、結果としてむしろ肥満傾向となる可能性が指摘されているのです。

しかも、人工甘味料はこれまでの砂糖などの数十倍から数百倍の強い甘味を持っています。この強い甘味への慣れが甘さに対する感覚の鈍さをもたらし、結果としてより甘味の強いものを欲しがるようになってしまうのではないかと考えられてもいます。

このように、人工甘味料は血糖コントロールにおける救世主となるかというと、逆に悪影響を与える可能性が多く指摘されているのは事実です。長期に及ぶ人工甘味料の安全性を確認できていない以上、必要以上の摂取は避けるべきと考えます。

しかし、甘みは食事には不可欠な要素であることも確かです。人工甘味料には頼らないとなると、必然的に砂糖など従来の甘味料を使用することとなり、結果として血糖の上昇を招きます。

そこで、現時点で甘み成分として使用するのに最も賢明と思われる選択は、「ラカントS」という名前で売られている商品です。

これは羅漢果という植物から抽出されたエキスと、糖アルコールのエリスリトールからつくられています。

先ほども触れたように、糖アルコールの中でエリスリトールは血糖値を上げず、砂糖の75%の甘みがあり、他の人工甘味料とは異なり摂取制限もありません。ラカントSは砂糖

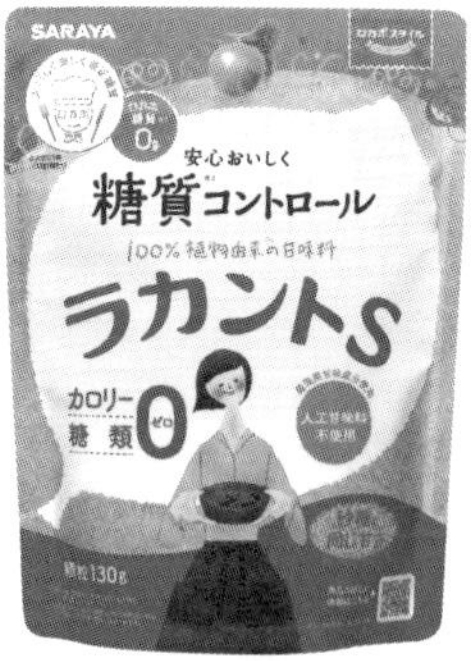

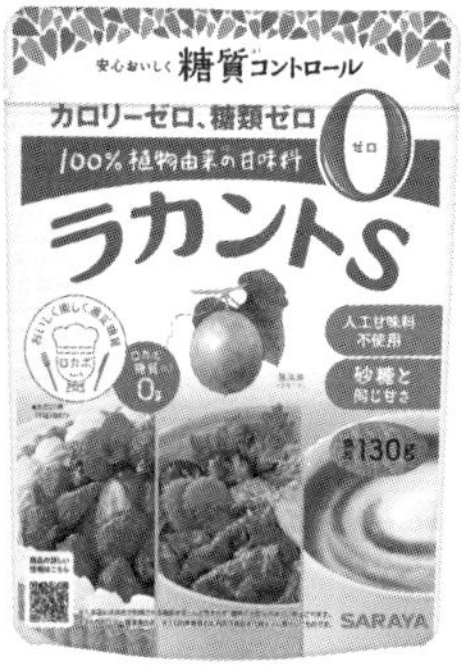

自然派甘味料「ラカントS」（左：甘味料売り場用、右：健康食品売り場用）
＝サラヤ株式会社

と同様に使用していいでしょう。

糖質中毒と決別する知恵⓫
糖の吸収を減らす手がある

糖質の過剰摂取が健康を害するということを理解している人たちの間で、「だったら、糖質の吸収を抑えるサプリがあればいいのに」というニーズが高まっています。実際に、いくつかのメーカーで、そうした商品が販売されています。

糖質の吸収を抑える成分として注目されているのが、「サラシノール」や「コタラノール」。その原料はサラシア、コタラヒムブツという植物で、とくにスリランカでは古くから食後高血糖を抑える効果が確認されていたようです。

私も一度、スリランカのコタラヒムブツから抽出された成分を少し入手し、自分で服用してみたことがあります。確かに強い血糖値抑制作用が見られましたが、とても高価でした。

サプリメントや健康食品は、薬と違って表示義務が曖昧です。有効成分がどのくらい含まれているのか、そもそも信頼のおけるものなのか、そうした判断は素人には難しいでしょう。患者さんからも「どんな商品がいいか」という質問を受けますが、安易に答えを出せるものではありません。

そんな中、「桑葉青汁」は効果を確認済みで患者さんにすすめています。

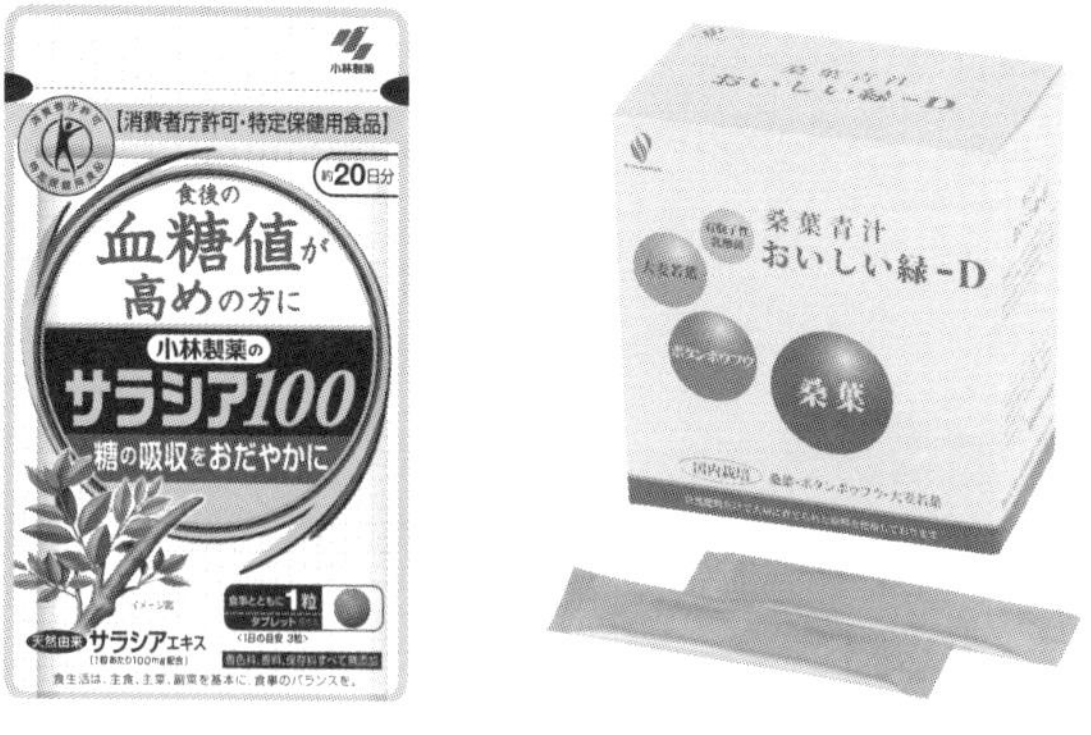

桑葉青汁「おいしい緑-D」（右、株式会社ピーエス）と特定保健用食品「サラシア100　60粒（約20日分）」（左、小林製薬株式会社）

ご飯などの多糖類も砂糖の二糖類も、α-グルコシダーゼという酵素によってブドウ糖に分解されます。そして、分解されたブドウ糖は100％吸収されます。

ところが、桑の葉に含まれるデオキシノジリマイシンという成分は、α-グルコシダーゼの働きを阻害します。これにより糖の吸収を遅延させ、結果的に食後の急激な血糖値上昇を抑えてくれることが分かっています。

実は、この作用を利用した糖尿病治療薬（α-グルコシダーゼ阻害薬といいます）が昔から存在しており、桑葉の効果はこれらと同等だと指摘する研究もあるほどです。

サラシノールやコタラノールもデオキシノジリマイシンと同じような働きをするものと思われます。しかし、重要なのはその成分の質と量。まったく効果が期待できない粗悪品も出回っていることと思います。効果を見極めるために、自分で尿糖検査（87ページ参照）を行ってみるのもいいでしょう。

糖質中毒と決別する知恵⑫

コンビニは天使の使いか悪魔のささやきか

コンビニは、糖質制限を行うときの味方と敵が混在した場です。しっかりした知識を持って上手に活用してください。

昼時には人だかりができる冷蔵ケースは、おにぎりやサンドイッチ、弁当など炭水化物たっぷりの危険ゾーンが続きます。

しかし、それを過ぎると、サラダや総菜といった「使えるヤツ」が現れます。ゆで卵、豆腐、納豆、サラダチキン、サラダフィッシュも並んでいます。ここは大いに仲良くしたいゾーンです。

飲料の棚は、複雑に入り組んでいるので注意が必要です。

ジュースや清涼飲料水、スポーツドリンクは最もいけない果糖ブドウ糖液糖が使われて

●コンビニの店舗図（イメージ）

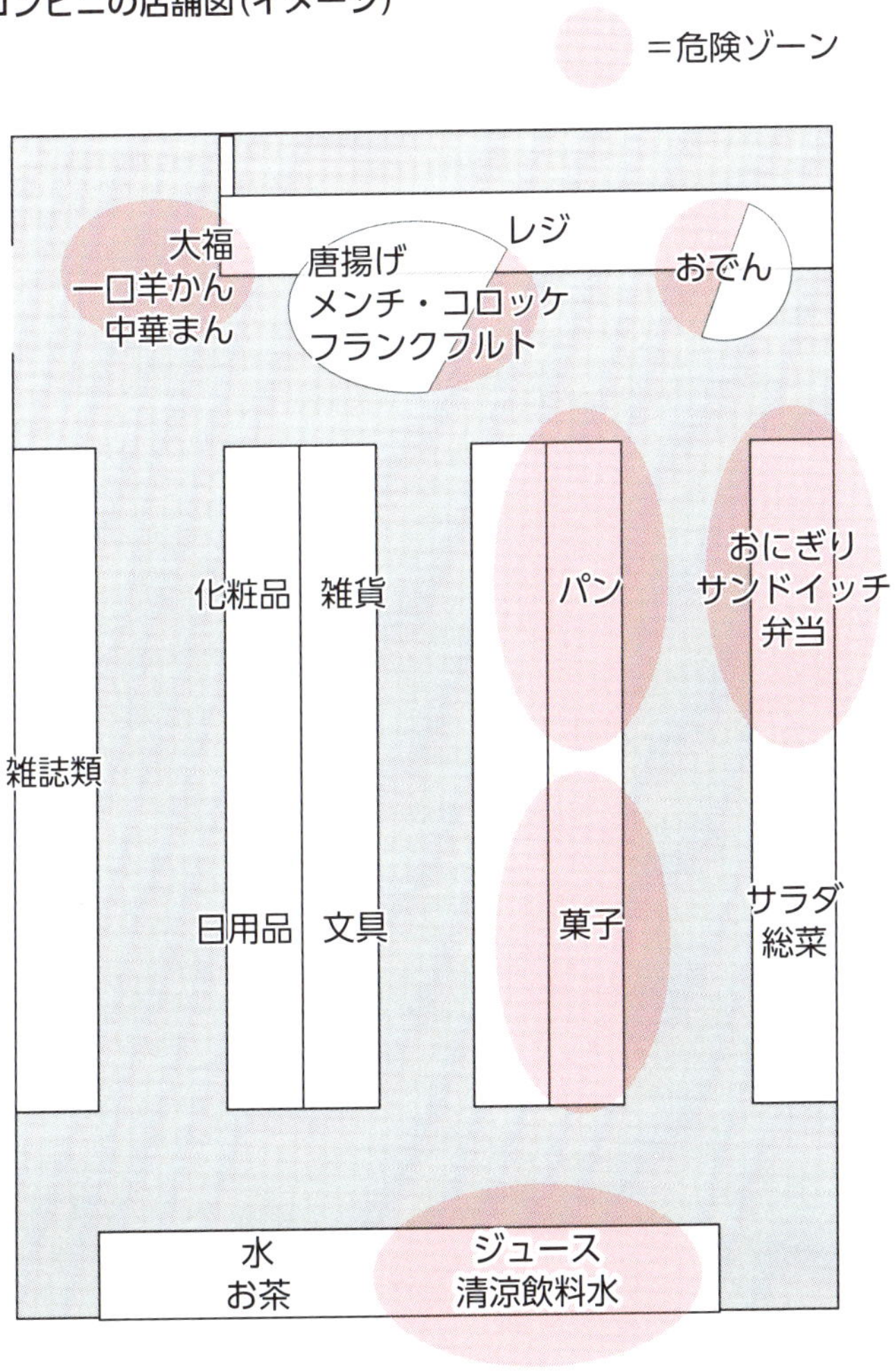

いますからパス。水やお茶に手を伸ばしましょう。

野菜ジュース、ヨーグルトドリンクなどあたかも健康によさそうなものであっても、多くの商品に糖質がたくさん含まれています。含有量の多い成分から表示されているので、パッケージの裏側をしっかりチェックしましょう。

スナック菓子のコーナーは、立ち止まる必要すらありません。そこには、食べるべきではないものしか並んでいません。菓子パンもスナック菓子と同様ですが、ローソンの「ブランシリーズ」など糖質の少ないパンも売られており、これらは活用していいでしょう。

レジ横コーナーは、やはり白と黒が混在しています。

温かいケースの中の唐揚げやフランクフルトを、おにぎりやサンドイッチといった炭水化物の代わりに食べるのはおすすめです。

唐揚げはサラダチキンよりは血糖値を上げますが、それでもおにぎりよりはずっとましです。フランクフルトのような加工肉は本来、あまり健康にいい食べ物ではないものの、糖質中毒から脱出するまでは頼っていいでしょう。

ただし、衣たっぷりのアメリカンドッグはNG。もちろん、肉まんはダメです。

122ページで述べたように、おでんも練り物以外はOKです。大根、昆布、こんにゃく、卵、がんもどきといったネタを選びましょう。

一方で、レジ横にバラで売られているお菓子には釣られないでください。大福や饅頭など「1個くらいならいいいか」とついカゴに入れたくなりますが、そこは我慢。

この「1個くらいなら」を毎日のようにやってしまうのは、まさに中毒症状にほかなりません。

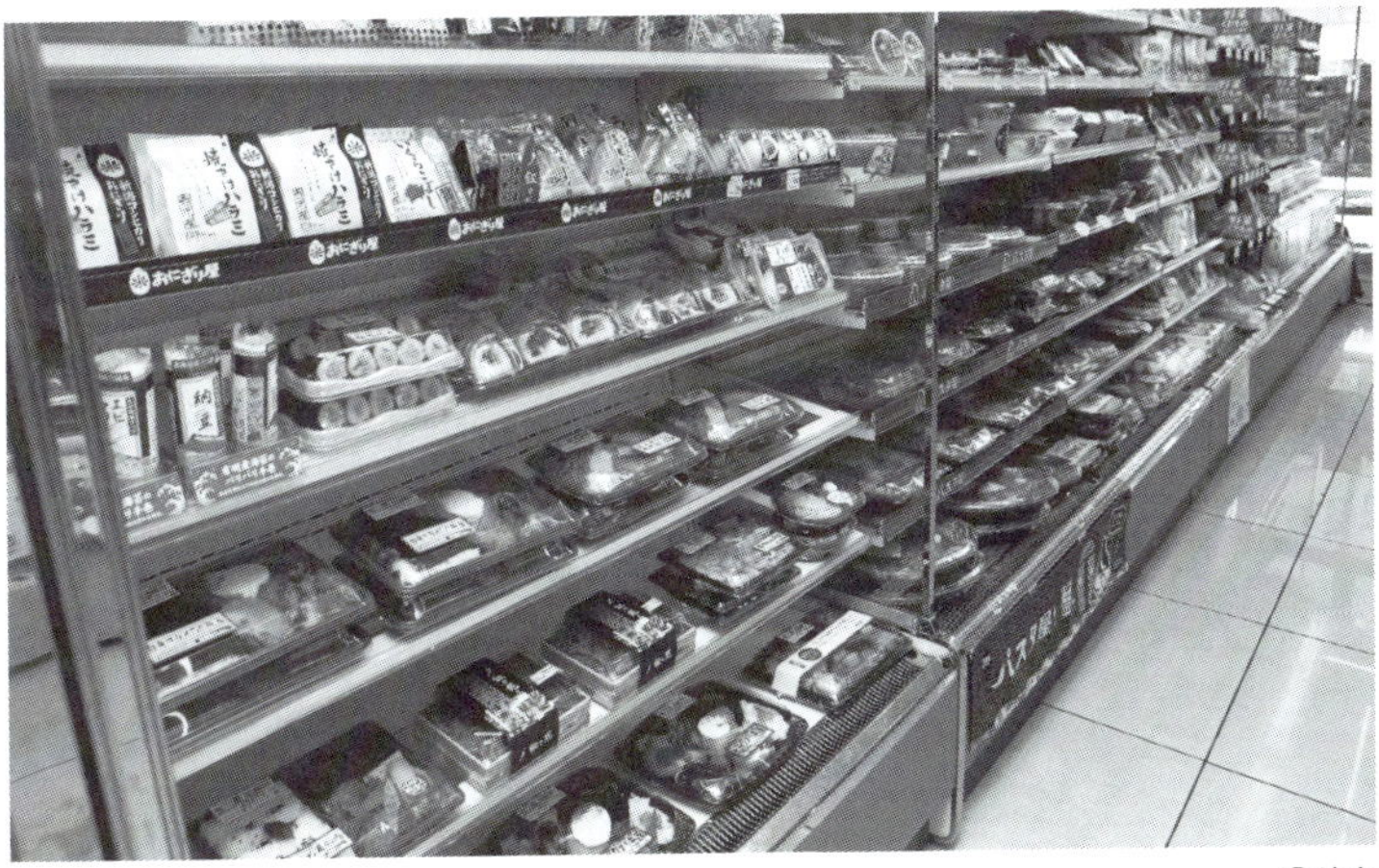

ⓒ時事

●誘惑が多いコンビニの弁当売り場

糖質中毒と決別する知恵⓭

居酒屋メニューを見極める

居酒屋のメニューは総じて糖質が少なくておすすめですが、中にはNGなものもあります。焼きうどんやお茶漬けなどがそれに当たることは分かるでしょう。ほかに「注文しないほうがいいもの」にはどんなものがあるでしょう。

次ページに代表的な居酒屋メニューを示しておきます。危険メニューをざっと頭に入れておいて、今後は頼まないようにしてください。

最初はつい、「ポテトサラダ」「フライドポテト」などと口をついて出てしまうかもしれません。でも、それも中毒だから頼むのがクセになっているのです。

意識的に安全メニューだけ頼むようにしていれば、今度はそうしたいいクセが身についていきます。

居酒屋の代表的なメニュー

＝危険メニュー

名物串焼き

手羽先　砂肝　串焼き盛合せ　1,200円
ハツ　つくね
レバー　なんこつ　＊各1本150円

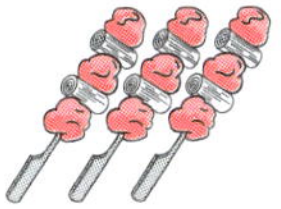

サラダ

生ハムと野菜サラダ　680円
豆腐とアボカドのサラダ　680円
温泉玉子のシーザーサラダ　580円

揚げ物

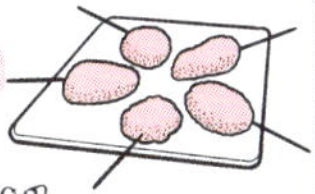

フライドポテト　350円
鳥の唐揚げ　600円
ちくわの磯辺揚げ　480円
ハムカツ　480円
天ぷら盛合せ　980円

冷　菜

枝豆　冷や奴
冷やしトマト
ポテトサラダ
なすの一本漬け
＊各250円

酢の物

活ほや酢　450円
たこ酢　350円
鶏皮ポン酢　350円

焼き物

サンマの塩焼き　480円
ししゃも　400円
餃子　450円
トマトベーコンピザ　450円
油揚げのチーズ焼き　380円

お造り

マグロ　700円　メさば　600円　イカ　550円
トロサーモン　650円　アジ　600円　五点盛り　1,200円

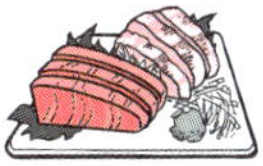

〆の麺と飯

ソース焼きそば　480円
焼きうどん　480円
ナポリタン　550円
雑炊　380円
おにぎり各種　各150円
お茶漬け3種　各350円

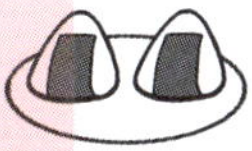

デザート

プリン　ケーキ各種
アイスクリーム　お汁粉
コーヒーゼリー

＊各300円

糖質中毒と決別する知恵⑭

食後に動く（食後の運動）

昔から「食後は消化のためにゆっくりしろ」と言われてきました。「できれば横になるくらいがいい」と言う人もいます。

でも、食後こそ運動してほしいのです。というのも、**食後に運動をすると血糖値の上昇が抑えられることが分かっているからです。**

問題はそのタイミングです。

食事を始めて15分くらいすると血糖値は上がっていき、60分くらいで最も高くなります。ここまで上がりきる前に運動することが大事なのです。

とはいえ、早すぎれば消化に悪影響も出ます。食事をすれば血液の多くが消化器に向かうので、食べ終わって15分くらいは休んでいいでしょう。でも、それ以上グズグズしていないで体を動かしましょう。

会社の外の店で昼食をとるケースで考えてみましょう。

昼休みは1時間。店を選んで注文の品が届くまで15分、食べている時間が15分、その後15分ゆっくりしたら、残りの15分はウオーキングでもしてください。あるいは、エレベータを使わずに階段で自分のフロアに戻るというのでもいいでしょう。

運動というとハードルが上がってしまうかもしれません。**「体を動かす」くらいに考えてくれればOKです。**

掃除機をかけたり、洗濯物を干したりといった家事もいい運動になります。

あなたが家庭を持つ男性なら、夕食後には率先して食器洗いをしてください。血糖値の上昇が抑えられる上に、奥さんに感謝されて一石二鳥です。

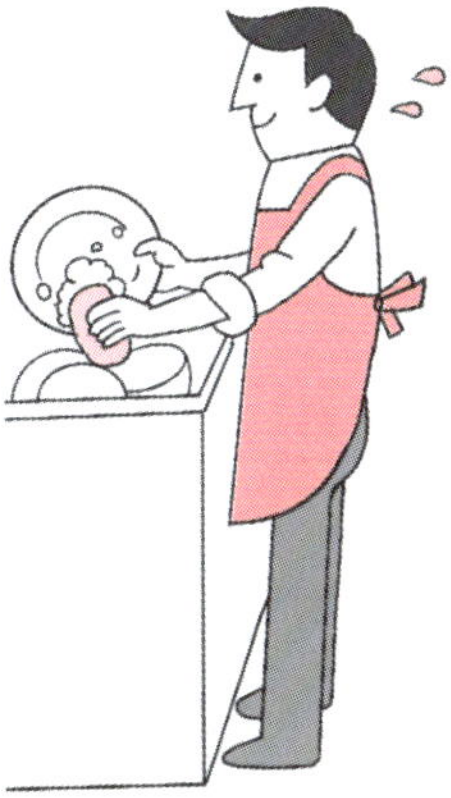

あとがき

糖質制限は一つの流行として終わることなく、今や糖尿病やその予備軍である方々の一つの治療法として、さらには最も有効な治療法として定着しつつあります。

しかし、それを「習慣」として受け入れ、「継続」できている人はわずかであることを日々の診療において痛感させられました。

多くの方が、極端な糖質制限をいきなり始めたり、自己流で始めたために挫折していたのです。

「継続」は食事療法における最も大切なことです。

そこで本書では、自分のライフスタイルをなるべく壊さず、最低限の努力で自分に合った糖質量を知り、より良い食習慣を身につけるためのさまざまな知恵を、実例を示しつつ解説させていただきました。

皆さんがこの本を読み終わった後に少しでも「自分にもできる」と感じ、明日からの素晴らしい食習慣に結びつけられれば、これ以上の喜びはありません。

最後にこの本を世に送り出すにあたり、すてきな出会いの機会をいただいた「企画のたまご屋さん」の小島和子様、時事通信出版局の松永努様、舟川修一様、そして中村富美枝様に感謝申し上げます。

市川 壮一郎

２０１９年８月

【著者紹介】

市川 壮一郎（いちかわ・そういちろう）

医師、循環器専門医、日本糖質制限医療推進協会提携医

1975年生まれ、東京都出身。千葉大学医学部を卒業後、循環器専門医として救急医療に邁進する中で、病気となってから受診するのではなく、その前に予防できればより多くの方が毎日を健やかに過ごすことができると確信。2018年に生活習慣病を中心とした診療をするため、千葉県船橋駅前に「いちかわクリニック」を開業（https://ichikawa-cl.com）。日々訪れる数多くの患者さんに、食生活を含めた生活習慣の改善を行っている。特に糖質制限については、遠方からの受診を希望される患者さんも多く、糖質の取りすぎを無理なく是正することで、数多くの糖尿病患者さんの改善に成功している。

ゆる糖質《とうしつ》オフ　そうだったのか　食事術《しょくじじゅつ》
――ごはんもお酒《さけ》もOK！　糖質制限《とうしつせいげん》にザセツした人《ひと》のための「適糖《テキトー》」作戦

2019年9月15日　初版発行

著　者：市川 壮一郎
発行者：武部　隆
発行所：株式会社時事通信出版局
発　売：株式会社時事通信社
〒104-8178　東京都中央区銀座 5-15-8
電話03（5565）2155　https://bookpub.jiji.com/

印刷／製本　中央精版印刷株式会社

ISBN978-4-7887-1652-0　C0077　Printed in Japan
落丁・乱丁はお取り替えいたします。定価はカバーに表示してあります。